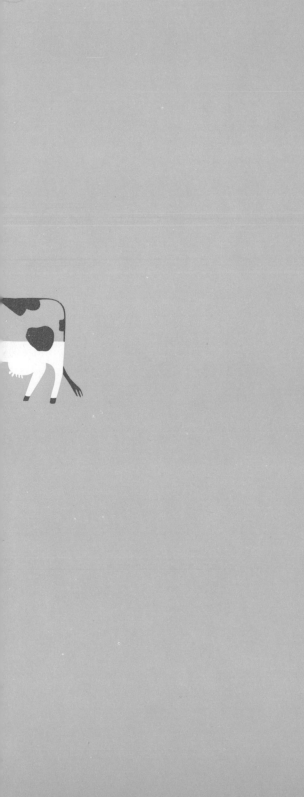

张帆 —— 主编

白领的健康保卫战

健康就是财富

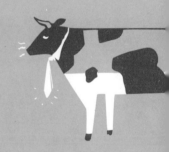

浙江大学出版社
ZHEJIANG UNIVERSITY PRESS

序　言

普及健康常识，也是医者仁心

人人谈"肿瘤"色变，认为肿瘤是恶魔，人人唯恐避之不及。

然而，我们还不得不接受这样的现实，肿瘤的发病率越来越高，而且现在肿瘤患者也出现年轻化的趋势。其中，职场人士是肿瘤疾病的高危人群。

根据多年研究肿瘤的经验，肿瘤包括其他危害人体健康的大部分疾病，并不是突然爆发的，而是日积月累的结果。

如今各种五花八门的职业病，小到咽炎、头痛、焦虑，大到肿瘤甚至恶性肿瘤，大部分是由于不健康的生活与工作习惯造成的。饮食不规律、熬夜、长时间工作、缺乏锻炼，这些都是危害人体健康的大敌。如何预防或治疗职业病，越来越成为人们关注的焦点问题。

在本书中，医生张帆提倡爱惜自己的身体，避免透支自己的健康，就要从现在开始，从日常工作生活的点滴做起，改变暴饮暴食、作息不规律、持续工作等多个不良习惯。治病讲究追根溯源，改变饮食、睡眠、工作、运动等方面的不良习惯，养成良好的生活习惯，的确是对付大部分疾病的根本药方。

当然除了保持良好的生活与工作习惯，还有一些缓解身体疲劳、缓解心理压力的方法，譬如食疗、运动疗法、按摩技巧等，这些方法虽然看起来并不高深莫测，但实用，而且操作难度不大，灵活性强，既靠谱也接地气，值得人们运用和推广。

对于医生，治病救人很重要，这是医生的天职。但是如果能够从健康保健的角度，向人们普及一些常识，从根本上杜绝职业病的发生，也是治病救人，也是医者仁心。

中国人民解放军总参谋部总医院肿瘤科副主任

副主任医师　谢国清

Contents

目　录

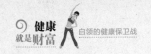

前　言

职场"杜拉拉"：你健康吗？

繁华喧闹的大都市里，一群光鲜亮丽的白领丽人，坐在封闭的摩登大厦里，享受着现代化 Office 的便利，却不料，身体从头到脚亮起了红灯：过劳、头晕、干眼症、屏幕脸、鼠标手、短信指、颈椎病、肩周炎、玻璃胃……白领族离原生态的健康渐行渐远。

或许，身体机能随着年龄的增长而每况愈下是不可逆转的，但你是否想过，目前"红灯闪闪"的身体，很多并不是年龄问题造成的"伤"。

至今印象深刻是，参加工作之后，生过两场大病，在医院里饱受各种忐忑不安的等待。一个人很容易知道财富的意义，却很难真正认识健康是什么，除非你将要彻底失去它。尤其对于为事业而拼命的职场"杜拉拉"而言，也许唯有等到生死关头才会醒悟，很多外在的追求毫无意义，为此，你应该尽早避免以可能令自己后悔的方式挥霍健康。

健康，不是所有人一生中都能拥有的"无价之宝"。有一天，当你干不动了，并非所有人都有为健康买单的机会。一旦失去，铸成大憾。

城市的节奏越来越快，忙，已经成为白领一族的生活写照。白领族在为社会创造巨大物质财富的同时，往往忽视了自身的健康问题。

职场"杜拉拉"们为了出色地完成工作任务一点点透支着健康。早上为了多争取一点睡眠时间，常常来不及吃早饭就去工作；来到电脑前一坐就是一天，有时还要加班、熬夜；好不容易到了周末，要么一觉睡到中午，要么出去通宵聚会……在"压力山大"等多重因素的催化下，失眠、肩颈痛、便秘、抑郁症等各种各样的病症便席卷了整个职场。

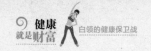

一个人的身体从健康状态到患病状态总是有一个过程的，任何病症都不会毫无征兆地发生。在患病之前，身体总会发出一些"求救信号"，不要认为这些只是"小毛病"，不予重视。

医学的确在不断进步，但这不足以成为忽视健康的理由。现实情况是，病暂时治好了，身心却难以恢复到从前的最佳状态。中医理论中提到"正气弱，则邪气侵"，大多数时候，你并不知道病毒、细菌藏在哪里，但可以通过预防，提高自己的免疫力。

在健康的警钟敲响之时，如果能够采取措施积极预防，是可以将疾病扼杀在萌芽状态的。如果继续我行我素，坚持不健康的生活习惯，处于亚健康状态的身体总有一天要支撑不住，跌进疾病的深渊。

对于以健康换财富的问题，白领朋友们习惯于这样回应：人在职场，身不由己。实际上并非如此。关注健康、重视养生不需要从生活中腾出专门的时间，这是一种生活理念，更是一种生活方式。它可以渗透到生活的方方面面，你的一举一动都与健康有很大关联。

为了帮助职场白领族拾回失去的健康财富，本书应运而生。在内容上，罗列了诸多职场人士易患的病症；在方法指导上，从饮食调养、运动锻炼、心态调节等多方面着手，提出了科学合理的防治方法；在语言上，通俗易懂，将大量生涩、难懂的职业病定义深入浅出地进行描述、讲解，让没有时间专门学习医学知识的白领也能轻松驾驭。

人之一生有四样梦寐以求的东西：健康、财富、名誉、爱情。健康永远排在第一位，其余都是身外之物，健康就是最大的财富！

Chapter 1

第一章

白领族群：
"刀锋"上行走的群体

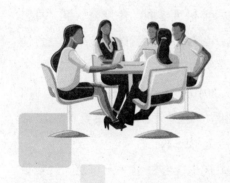

舒适的工作环境、丰厚的薪酬待遇、优越的福利保障……

白领的生活看起来很风光……

殊不知，他们优雅光鲜的形象背后，也有许多透支健康的无奈。

对于白领们而言，时间就是金钱，多付出带来多回报。

工作成就的取得往往要以牺牲健康为代价：

不规律的作息和饮食习惯、超负荷的脑力劳动、过多的工作压力……

这些使得白领族群成为一个在"刀锋"上行走的群体。

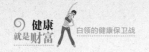

"过劳死"的噩梦

"过劳死"在蔓延

2011 年 4 月 12 日晚，网上一条名为"普华永道美女硕士过劳死"的微博，引起人们的广泛关注。潘洁，一个年仅 25 岁的漂亮女孩不幸去世。备受关注的是她去世的原因，过度疲劳致使身体极度虚弱、免疫力低下，身患病毒性感冒仍然忙于工作，没有好好休息，更没有及时就医，最终诱发急性脑膜炎，不治身亡。一个年轻的生命就这样匆匆离去。

关注潘洁生前的微博，可以看出，从 2010 年参加工作开始，加班、出差、睡不好是常态，而对身体的描述则是"走路发飘、肺快要被咳出来了"……联系起她的去世，这些微博读来令人唏嘘不已。

踏上工作岗位以后，这个 25 岁的姑娘很少能够过上一天与她同龄女孩相似的生活，繁忙的工作带给她不菲的薪水，却剥夺了她享受生活的权利，直至让她付出生命的代价。

"过劳死"的噩梦不仅仅发生在潘洁身上，早在 2006 年 6 月 12 日，一条题为"用生命加班，哀悼华为员工胡新宇"的帖子就曾登上某著名论坛的首页头条，在不到一天的时间里点击率过万。25 岁的胡新宇突然"过劳死"，也曾一度引起对白领加班过量问题的热议。

胡新宇 2005 年硕士毕业后签约深圳华为公司，负责研发工作。2006年 4 月初，他所在部门一项新的研发项目启动后，由于时间紧迫，他几乎天天都在公司加班。4月末，由于身体不舒服住院。一个月以后，由于过度劳累导致身体多个器官功能衰竭，胡新宇在广州中山医科大学第三附属医院病逝，年仅25岁。

年轻的生命新锐并充满朝气，却在人生最美好的年华中非正常离去。他们本该拥有一切，最终一无所有，令人扼腕长叹。

关于"过劳死"的概念时至今日仍存争议，对此最简单的解释就是劳动超过人体所能承受的强度而导致死亡。官方给出的说法是"在非生理的劳动过程中，劳动者正常的工作规律和生活规律遭到破坏，体内疲劳淤积并向过劳状态转移，使血压升高、动脉硬化加剧，进而出现致命的状态"。

众多"过劳死"的案例表明，其共同特点是由于长时间超负荷的工作，导致身体筋疲力尽，最终引发身体潜在的病症突然发生急剧恶化，再加上没有得到及时救治而丧失生命。表面上看，"过劳死"与一般的猝死极其相似，但它的特点是有很强的隐蔽性，没有明显的先兆，不容易被发现。因此，"过劳死"也可以被看作一个累加患病的过程，或者身体长期处于亚健康状态最后积劳成疾的过程。直接导致"过劳死"最多见的原因有冠心病、心肌病、高血压、脑溢血、心肌梗死以及糖尿病并发症等。

除去客观的繁杂工作以及激烈竞争压力，许多职场白领在主观上对自身的高标准严要求、极强的上进心也使得他们一再缩减自己的休息时间，无暇享受休闲时光，工作的重要性已超越了健康和幸福指数。

我们身处飞速发展的社会，众多产业蓬勃发展，其背后有着很多才华横溢的白领精英们在透支生命。快节奏的生活、过多的工作压力……日益蚕食着白领们的健康。

潘洁去世后，网友们曾发起关于加班的投票。调查结果显示：只有25%的人不加班，平均每天加班1小时的人约有12%，平均每天加班2小时的人占18%，平均每天加班3小时的人占10%，而35%的人平均每天加班超过3小时。

一项《中国人生存状态调查》结果表明，众多脑力劳动行业内普遍存在

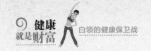

着超负荷工作的现象。每天工作 8 小时以上的人群比例高达 78%，这其中还包含 23% 每天工作时间超过 11 小时的人。95% 的白领均处于身体亚健康状态，尤其是高科技行业、IT 行业人士。医生指出，高科技从业者长期面对电脑工作，又缺乏必要的锻炼，很容易带来颈椎病、腰椎病、下肢静脉曲张等疾病；而且由于行业内激烈的竞争致使他们长期进行高强度、超负荷的脑力劳动，精神长期高度集中，这又会加重他们罹患神经衰弱的危险。

高强度工作的白领们经常用以下这些词描述自身的状态：身心俱疲、敏感易怒、缺乏耐性、紧张压抑……这些很直观地表明幸福感正离他们越来越远。

如今，白领们的身体状况和生活状态令人揪心，无论出于什么原因，玩命工作都不是一个好的选择。英国科学家贝弗利奇的话并非危言耸听："过度疲劳的人是在追逐死亡。"没有健康的身体，一切对未来的美好向往都将化作泡影。倚仗自己还年轻便恣意挥霍身体，透支生命，漠然注视健康的流失，最后只能眼看着生命之弦一天比一天紧绷……

"过劳"，到底离你有多远？

在生活中，绕过险峰或许可以迎来坦途；在工作中，失败了或许可以重来；而在生命里，健康失去了，又如何重来？

自测一下你的身体是否已经超负荷：

对照以下 20 项症状或不良习惯，如果占 8 项以上即已经有疲劳过度的危险，若占到了 10 项以上，就非常危险，甚至有可能发生猝死。还要注意的是，在前 10 项中占 2 项以上，或者在后 10 项中占 3 项以上者，你必须认真关注你的健康状况，及时调整你的工作与生活状况，否则后果同样不堪设想。

1. 身体容易疲惫，浑身酸痛时有发生；

2. 记忆力下降，丢三落四；

3. 味觉不敏感，食不知味；

4. 颈部、肩部发麻发木；

5. 失眠，睡不好觉；

6. 容易被小事激怒；

7. 经常头晕头痛；

8. 时常胸闷；

9. 体检结果不乐观却不及时就医；

10. 短期内体重发生较大起伏；

11. 很少按时吃早饭；

12. 晚上经常在外应酬；

13. 经常吃快餐食品；

14. 每天吸烟 10 支以上；

15. 每天喝咖啡 5 杯以上；

16. 经常晚上 12 点以后入眠；

17. 日夜颠倒，作息无规律；

18. 每天工作时间超过 10 个小时；

19. 长期工作压力较大；

20. 缺乏运动。

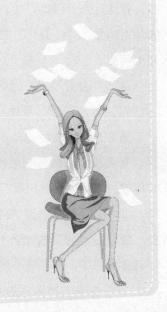

东南大学附属医院心脏内科作过一项统计，医院每年收治的几千名心脏相关病症患者中，有近 10% 的年轻白领；过去心肌梗死的患者大多在 50 岁以上，而现在最年轻的患者竟然只有 30 多岁。2006 年我国的人才发展报告也表明，有超过 70% 的知识分子正游走在"过劳死"的边缘。

"过劳死"，这个在 20 世纪 80 年代媒体曾大量报道过的困扰日本白领一族的病症，已经开始在中国蔓延，并严重威胁职场人的生命质量。

数据的确看起来有些吓人，对于大多数人，"过劳死"还是一个相对遥远的话题，但不容置疑的是，大多数白领的身体健康指数逐年下降，长期游走于健康与"过劳死"之间，我们将其定义为"过劳"。

日常生活和工作中，如果经常出现浑身乏力、腰背酸疼、视力模糊、头

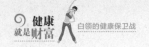
晕头痛、记忆力减退、食欲不振等疲劳症状，说明你正走在"过劳"的路上，应当立即引起重视。有不少年轻人认为自己的身体只是出现了一些"小抗议"，离"过劳"还有很长的距离。殊不知，如果身体长期处于疲惫不堪的亚健康状态，对职场人士的身心健康会造成极大损伤。这看似平常的一点点征兆，叠加起来就可能产生巨大的危害。调查显示，我国每年因身体长期亚健康却不调养而"过劳死"的人大约有 60 万。这其中最直接的死因便是心脏的相关病症。

处于"过劳"状态，职场人的出路在哪里？

"过劳""过劳"，归根到底在于你太忙了。

看看下面几条常见的白领日常生活状况扫描，你是不是觉得似曾相识？

每天清晨被闹钟叫醒，眯着惺忪的睡眼挣扎着起床，洗漱穿戴后来不及好好吃一顿早餐便奔出家门。

早饭没有时间吃，午餐匆匆吃一点公司附近的快餐盒饭便继续埋头工作，晚饭的时间又要被名不副实的聚餐应酬所占领，想吃顿亲手做的饭菜成了奢侈的愿望。要是赶上加班，只能狂喝咖啡或泡方便面凑合。

好不容易熬到休息的时间，要么宅在家里呼呼大睡，不但连早餐省了，午餐和晚餐也凑到一起了。天气再好，也想不起去户外或健身房健身，不给身体舒活筋骨的机会；要么与朋友狂欢，半夜带着"熊猫眼"回来，比上班还累……

结果身体长期处于"亚健康"状态，肩周炎、颈椎痛、鼠标手，四肢酸软，浑身乏力，面色发黄发暗，双眼没有神采……

三招教你远离"过劳死"

远离"过劳"，彻底与"过劳死"绝缘，还得从瓦解"太忙"上下工夫。

第一招：适当地调整进取心，设置更切合实际的职场目标。

进取心既是职场人实现梦想的"助推器"，也让心灵背负过多的重荷，成为摇摇欲坠的"绊脚石"。很多人一进入职场就像杀入了战场，因为有太多的生活与事业目标等着自己去完成：供房、买车、还贷、出国留学、同各种对手和假想敌竞争，总之几乎涵盖了个人成功的一切标签。

于是，一些年纪轻轻的职场朋友就开始为工作通宵达旦、废寝忘食，穿梭于公司和饭局之间，陪领导吃饭、陪客户暴饮，不知不觉有了难看的啤酒肚，甚至华发早生。

值得一提的是，很多人明明知道这样的情况不容乐观，可是看看眼前已得到的一切，又咬咬牙想挺过去，想等事业发展到一定阶段，稳定下来，再好好款待自己的身体。可是，那一天却不知什么时候才能到来。生活若是这般周而复始下去，健康迟早会绷成一根一触即断的脆弱琴弦，那时就真的无路可退了。

调整进取心，关键在于清楚自己为什么而"忙"。大多数人之所以"忙"，是因为知道社会在飞速发展，自己一旦闲下来就会落后，于是只能全身心地投入工作，以努力求发展。其实不然，如果牺牲了健康、快乐、亲情……这样的发展还有什么意义？其次，要适当地降低欲望，正确看待名利，知足常乐。要知道，努力工作只是手段，幸福才是最终目标。

第二招：掌握正确工作方法，提高工作效率，减少不必要的"穷忙"工作，远离"过劳"。

一些朋友也会面对这样的问题：自己每天都很忙，但总是见不到成果；感觉付出了很多，却忙而无功，得不到他人的认可。如果你处在这样的情况当中，可能并不是由于工作不努力，而是没能掌握正确的工作方法，在无意中浪费了宝贵的时间和精力。

这时就要注意提高工作效率了。不妨每天早一点到公司，提前进入工作状态；制订详细的工作时间表，列出自己当天要做的事情，按时完成；工作时精力要集中，不可一心多用……另外，保证充足的睡眠，也能让人有充沛的精力投入工作。

此外，也有不少职场人士的"忙"是公司的加班制度造成的，有些公司

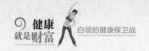

表面上看似多劳多得，实际上就是在变相强迫员工加班。甚至有的企业在入职考核上就加了一条"是否愿意加班"，好像不愿意加班就不能成为一个好员工。身处这样的公司，也可以权衡一下利弊，选择离开。一个公司如果靠最大限度地压榨员工来换取高额的利润，漠视员工的健康和生命，这样的公司如何能够获得长远的发展呢？

第三招：在工作之余，要让自己的生活"慢"下来。

这里的慢并不是指生活节奏变慢，职场人的主旋律就是要努力进取，但是可以让自己的心态放"慢"，用宁静的内心来对抗浮躁的社会。近年来，欧美的白领人士中刮起一股"慢活"的风潮，它的实质就是让人们更加豁达、更加从容地生活。闲暇时，听听美妙的音乐、读读愉悦心灵的书、多多接触大自然……"慢活"，可以让职场人超负荷的心灵从忙碌的工作中解脱出来，有一个健康的心态，才有一个健康的身体。

对大部分白领人士而言，虽然无法改变工作环境的高速运转，但至少可以提高对自己身体的掌控力，高度重视自己的健康状况，在繁忙的工作之余，尽可能地关注健康常识，养成健康的生活与工作习惯。如果生命如琴弦，那就让它做一根柔韧感十足的琴弦，既能够与他人配合弹奏出美妙的旋律，又不会有绷断的危险。

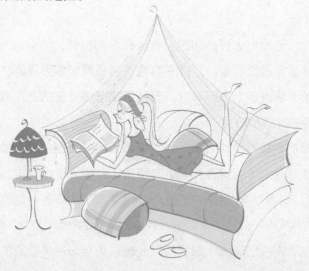

传统意义的职场新病症

你是不是"拖延症"患者？

杨岳最近非常郁闷，因为他的信用卡无端被人划走了 10000 块钱。

具体事情是这样的：两年前他在同事亲戚的撺掇下办了一张信用卡，他虽然开通了卡，却几乎从来没用过这张卡；过了两年，媒体上有报道称，该银行曾经非法泄露信用卡客户资料，同事的亲戚马上打电话给杨岳，让他赶快去修改个人信息；同事也提醒他说："反正你不怎么用，不如注销了这张卡，免得麻烦。"杨岳嘴上答应着，心里却想：这么简单的事情，花几分钟就能办妥了。但他一拖再拖，明明知道这事不难办，就是拖着不办。转眼 4 个多月过去了，他倒是没把这件事情忘掉，就是提不起心思去做这"举手之劳"的小事，便出现了上面的结果。

一些时尚杂志的主编们，经常跟读者或者粉丝分享自己的"卷首语拖延症"问题。他们每个月出刊之前都要写一篇精彩的短文，放在刊物首页，既要概括新刊的主要内容，还得加入自己的个人见解，并且要做到文采飞扬。于是，每月一刊的卷首语就成了一个巨大的难题，而杂志的主编们就成了这个难题下最显著的"拖延症"患者，他们有时甚至认为，只要自己的卷首语完稿了，这期杂志的制作也就算告一段落。好在写作过程虽然不断拖延，但是他们总能在最后时刻交稿，而且养成了"坦然无视压力"的"拖延症"对抗法。

据美国卡里加尔大学斯蒂尔教授在《拖延等式》一书中的定义，在上面

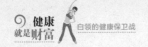

两个案例中，第一个案例可以被称为"被动型拖延症"案例，第二个案例则可以认为是"主动型拖延症"案例。实际上，无论是被动型拖延还是主动型拖延，都是由于个人积习所致。前者所造成的结果，也许会促使杨岳反思，进而改掉拖延陋习；而后者却更具有普遍性，许多人以完美主义或者压力越大越有灵感作为借口，这就会给自己造成心理暗示：我就是这种需要压力来驱动工作的人——这是一种更为顽固且难以改正的积习。

如果要问职场白领：你是不是"拖延症"患者？在看了对拖延症表现的具体描述以后，恐怕有绝大多数的人都会点头：

明明知道需要在规定时间内做完的工作有很多，心里也十分清楚事情的轻重缓急，甚至并不是没有开始着手，只是仅仅挑最不重要的、最不花心思的活开头，导致工作无法在规定的时间内完成，即便做完了也显得很仓促；

下定决心要花 3 个月的时间精心准备某项考试，可是真正令人感觉箭在弦上、不得不看书复习了，往往是在最后一周甚至只在考前一晚草草翻书；

要乘坐上午 10 点的航班出差，本来 7 点就已经起床准备，但是一直拖拖拉拉，在离飞机起飞仅有一个小时的时候，却还在家里翻找电话或者身份证；

交总结报告的截止时间是每周休息日头一天下班之前，可是有些职场朋友总是挨到周一早上例会之前，才忐忑地发出匆匆赶制出来的报告……

拖延症的英文是"Procrastination"，直译过来的意思是"将之前的事情放置到之后"。很多职场白领在拖延症"病发"的时候，往往把"完美主义"当作自己的挡箭牌，导致工作无法按时完成。新仇旧恨，许多上班族饱尝"拖延症"带来的恶果：有的错过了某趟航班，也就错过了开会、签约的机会；有人错过了很好的面试机会，因此和向往已久的工作无缘；甚至有人因为拖延失掉了升职涨薪的机会。

许多职场白领对于"拖延症"充满宿命般的无奈。它会将高效率消灭于无形，又很容易渗入日常工作生活的每一件大事小事。对抗拖延症屡战屡败的职场精英们，通常对工作事项充满恐惧或焦虑情绪。若是想要改变这种现状，就需要直面养成这种不良习惯的根本原因，只有知道自己为何而拖延，才能找回工作的高效率。

●养成"拖延症"的根本原因

"拖延症"的主要表现，就是推迟开始执行既定工作。心理学家尼尔·弗瓦尔在 1988 年出版的著作《现在就做》一书中曾说过："人们拖沓的主要原因是恐惧。"拖延症的这种推迟执行工作任务的行为是人对抗"恐惧"或"焦虑"的一种办法，是同自我控制相对立的一种力量。

而恐惧多数来自针对某项工作作出决定或者开始着手进行一项任务。职场朋友每天要面对不同的问题，在面对没处理过或者觉得棘手的工作时，心里常常怀有这样的担忧：我能顺利完成这个工作吗？要是遇到困难可怎么办？如果已经非常努力了但还是没办法做好怎么办？即使做完了却不符合领导的要求怎么办？某个同事上次轻轻松松就完成了一项类似的工作，这次我做不好不是遭人耻笑么……

一个人的拖延心理通常源于压力、犯罪感以及思维情绪的游移——当这些感觉综合起来，往往又会加重其拖延的行为，由此自我否定的声音也就不断出现。

一般说来，在一定时间范围内的拖延行为属于正常状况，可是长期习惯于拖延很有可能是心理或者生理失调的一种表现。

●可以改善的"拖延症"

1. 当"拖延症"源自"我接到一件烦心的烂活"……

职场人可能经常会被要求做一件自己非常不喜欢的工作。为了在职场上生存而不得不接，可是一看到这个工作的要求，就会很无奈、很烦躁，不愿意动手去做，只想晾着它。

在面对一件不喜欢做可是又不得不做的工作时，可以从以下几点出发，力求避免自己的"拖延症"发作——

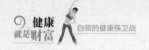

解决方案 1：转移注意力

在心理上应对烦心工作任务的一个办法是，先将自己的注意力转移到其他事物上。比如做好当前的工作，听听音乐，跟朋友去享用美食，或者添置一件新衣服。不到事已临头，就不要总是想着它，这样可以保证做好手里现有的工作，然后才能集中精力去对付它。情绪得不到转移的话人就很容易被它干扰，以至于被这件不得不做的"烂工作"搞得心情大坏——这样一来，心理上就充满了负面的抵触情绪，怎么可能不拖延呢？

解决方案 2：打破常规

另一种应对方式是要善于使用不同于平常的做事方法。例如整理文件，当被要求在周五前整理完从 2005 年到 2013 年同某个客户合作的所有文件时，如果你讨厌整理文件，那么就可以探索一下整理文件的新方式：是按部就班地整理，还是从你最喜欢的年份开始整理？比如 2006 年刚好是你大学毕业的年份，2008 年，你认识了现在的恋人……许多时候，不按常理出牌，打破常规的工作方法，可以在一定程度上提高对工作的兴趣，从而提高工作效率。

解决方案 3：速战速决

让人心烦的、不爱做的、做起来有困难的任务，当然是越快做完越好。抱着"速战速决"的心态，马上开始行动，是个很好的方法。通常，开始做之后便会发现这件事情并没有想象中那么棘手，而且看着任务一点点接近尾声，心情自然而然就越来越愉快了。

2. 当"拖延症"源自"我接到了一件不可能完成的任务"……

在奢侈品行业工作的陆媛，和朋友聚会的时候"仰天长叹"——"老板当我们有三头六臂，居然让我们在两个月内策划组织一场国际秀！"这种看上去"不可能完成的任务"，经历过千锤百炼的陆媛早已总结出自己的一套解决之道——

解决方案 1：把工作分解

为了让自己更简单方便地着手进行一项复杂的工作，最好先把工作分解。先制订好工作计划，组建多个执行小组，明确目标，分工合作。这样工作变得不那么复杂，比较容易下手，也就不会一拖再拖了。

解决方案 2：自我激励

一旦开始着手执行这项看似复杂的工作，其实就已经在做一件许多人都做不到的棘手事项了。万事开头难，良好的开端是成功的一半。别忘了时刻给自己加油打气，同时也给一起做这件事的同事们打气。

解决方案 3：享受小成就

每当开始执行一个新的看似不可能完成的任务时，每天给自己设置小小的"回甘时刻"，可以试着回忆当天的工作进展，也可以回想上一个困难任务完成时的那种成就感。"我非常能干，一定能把这项工作做好！"经常在心里对自己说这样的话可以舒缓压力。当继续进行工作或者有另一个难题出现在眼前，就经常回味曾经有过的那种非常开心的感觉吧。这些小小的成就感能够让你尽快开始处理当前的工作，直到顺利完成任务。

让出差变苦差的"出差综合征"

当今社会经济的高速发展使城市之间的联系变得非常密切，人与人之间的沟通和交流变得格外重要，团队内部的分工协作变得十分紧凑，于是职场的"出差达人"就这样应运而生了。

频繁的出差已经成为上班族职业生活不可或缺的一部分，面对马不停蹄飞来飞去的差旅生涯，职场人士很容易因为旅途疲惫而产生厌倦心理。其实，只要把握并利用好出差的好处，并在心理上积极主动地克服一些负面的出差综合征，就能够变苦差为美差，好好享受"人在旅途"。

在由美国作家沃尔特·肯的小说《在云端》改编的同名电影中，乔治·克

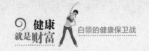
鲁尼饰演的瑞恩•布林厄姆供职于美国布拉斯加州奥哈马市一家专为其他公司提供裁员服务的公司，每年都有300多天辗转于全国各地帮助各个公司解雇他人，几乎就是以机场为家。因此他不仅是航空公司的贵宾，同时也积累了巨额的里程数。电影主人公充满戏剧化的云端生活让众多经常需要出公差的职场人士对自己及周围人都进行了一番审视。

关于因公出差，通常存在两种明显又相左的态度：

积极的态度，是尽情享受出差带来的好处，将出差变美差；消极的态度，则是总感觉疲惫和煎熬，将出差变苦差。就这两种不同的态度而言，总有许多不同的声音。

●体会六大出差益处

白领族的出差态度可以从一个侧面真实地显示出一个人的生存能力和适应能力，当出差成为职场生活不可缺少的一部分，就要努力寻找适应差旅生活的对策，在将出差进行到底的同时，还要好好享受出差带来的乐趣和益处。实际上，调整好心态，经过分析和归纳不难发现商务出差有六大好处——

出差益处1：拓展事业疆场

出差可以让人暂时离开办公室的弹丸之地，将工作业务人际关系延伸到更多的地方，就能够为自己当前的和未来的事业版图开辟出新的领地。

出差益处2：调整工作节奏

出差可以打破死板固定的工作节奏，因而能够制造一些新鲜感和差异感，在可能产生职场倦怠感之前让心理状态得到缓冲，而且出差途中的工作顺序安排和速度效率等问题在一定程度上可由自己做主，这样有利于调节工作的节奏。

出差益处3：发挥个人能力

出差为职场人士提供了"将在外，军令有所不受"的机会，因此能够更好地发挥个人能力。只要提高主观能动性，就能让自己有更好的表现，同时

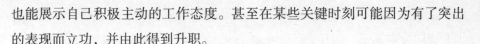

也能展示自己积极主动的工作态度。甚至在某些关键时刻可能因为有了突出的表现而立功，并由此得到升职。

出差益处 4：免费旅行和商务待遇

由于是公务上的出差，所以全部的旅程费用都由公司承担。虽然旅途劳累，需要处理的工作又很费心神，但是在出差过程中至少还是享受到了免费的旅行和特殊的商务待遇，例如选择公务舱出行、入住星级酒店、进行就地观光等。

出差益处 5：增加社会阅历

人的一生中最宝贵的财富就是经历，而社会阅历的积累绝大多数是在社会这个大环境中完成的。每一次出差，无论是参观、访问、开会、洽谈，都会遇到不同的人，从而了解不同的领域、探讨不同的价值观，这就是一个增加社会阅历的过程。

出差益处 6：品尝美食佳肴

人在旅途，除了观光游览，还能品尝到当地的各种美食佳肴。国内大江南北的美食足以让人"吃饱吃好不想家"，更何况若是能品尝世界各地的美食，成为商务出差旅行的"兼职"美食品尝家，岂不成了人生的一大收获？

●克服出差综合征

虽说出差有这么多好处，但差旅生活还是会让我们有这样或那样的抱怨。不可否认的是，如今社会的工作节奏越来越快，白领族们所要承受的各种业务压力也随之越来越大，过于频繁的商务出差和太过密集的时间安排，令职场人士苦不堪言，甚至对他们的身心健康造成不利影响。因此，想要变出差为美差，不仅要有一个积极乐观的态度，同时还要注意自我调整，改善各种出差综合征，享受商务出差"人在路上"。下面是四种常见的出差综合征及其应对技巧，供职场人士参考——

出差综合征 1："疲倦的飞鸟"

其实出差是可以事先规划的，虽然有些时候情况紧急来不及筹备，可是

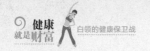

绝大多数的情况，出差都是按照计划进行的。正因如此，我们可以适当地将出差周期合理调整，让身心都更好地适应，不做"疲倦的飞鸟"。

改善技巧：尽量不要安排两次连续的出差，至少为自己留出一两天的时间调整状态，或者在出差途中给自己放半天假，放松放松。在火车或飞机上尽量养养自己的精气神，而不是滔滔不绝地沟通交流或者争分夺秒地赶报告。出差归来后好好犒劳一下自己，可以尽情享受天伦之乐，也可以做一次舒适的按摩。

出差综合征 2：肠胃不适

虽然美食是好东西，但是不加节制地享用美食同样会给身体造成困扰。吃多了会造成消化不良，而且各地的饮食习惯不同，口味有重有轻，很容易刺激肠道，也可能让脸上出现很多小痘痘。

改善技巧：一定不要暴饮暴食，即使是自己最喜爱的食物，也要有所节制，吃多了不仅会让身材走形，还会给身体增加额外的负担。此外，在商务应酬中难免要喝酒碰杯，这时就必须控制好饮酒的量，最简单的办法就是给自己设置一个心理上限，这样会比较容易约束自己。

出差综合征 3：与他人的隔阂

出差能够让职场人士认识更多的人，结交更多的合作伙伴，但如果长期处于出差在外的状态，一回到本该比较熟悉的工作环境和生活环境，反而容易和大家产生某种隔阂。有些人在外面可以是很好的销售人员，能够顺利签下几百万的合约，可是当面对身边的同事甚至是家人的时候，却懒得开口说话。

改善技巧：出差在外的任何时候，都不要忘记与家人、同事进行互动，哪怕只是打一个问候的电话，发一封简单的邮件，或者是从外地带回一份小礼物，这样就能时刻保持与周围人的联系，并且把每次出差回来在心理上认同为归巢，而不是找一个临时的候车室。

出差综合征 4：亢奋后的失落

商务出差有很多机会欣赏沿途的风景、品尝平时难得一见的美食、感受绚丽多彩的人生，甚至能享受到与平时生活完全不一样的"荣华富贵"。可是旅行总要结束，从亢奋之后又重新回归平淡有序的生活环境，许多人会产生不同程度的失落感，有的人甚至因此对工作产生了很多消极的看法。

改善技巧：时刻在心里提醒自己，出差旅行只是一个在付出和收获之间享受平衡的方程式，平淡而又平常的工作和生活才是人生的主旋律。可以把美好的出差旅行当作努力工作的动力，同时也要学会享受平凡的日常生活。

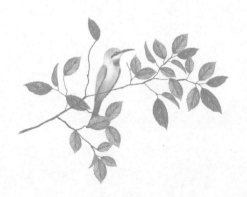

第二章
做职场健康达人，
从"头"开始

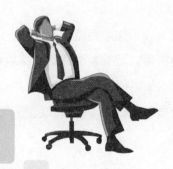

日常工作中，很多职场朋友都遇到过这样的困扰：
自己如同上了弦的发条一样充满干劲地投入工作，
突然袭来的眩晕、头痛却打乱了自己的计划，
高强度的脑力劳动又总是让人感觉精力不足，
面对着眼前繁忙的工作，只能疲劳应付……
头晕、头痛、用脑过度……看起来都是小毛病，
却影响着全天的工作状态，
所以，健康，一定要从"头"开始……

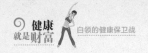
头晕，让你不再神清气爽

不可轻视的头晕

早上，从事会计工作的小文来到办公室，准备继续完成昨天没有做完的表格，正努力回想着之前的工作思路，忽然感觉屏幕上的数字开始变得模糊，眼前明一阵暗一阵，大脑也随之变得混沌……

想必许多职场朋友都遇到过这样的情况，工作中突然头晕目眩，两边太阳穴的位置或者头部钝钝地痛，视力模糊不清，严重者会感觉天旋地转、头重脚轻、眼前一片黑……由于以上的症状在短时间内可以恢复，因而许多人都认为头晕只是种小毛病，发作的时候稍微歇一歇、缓一缓就过去了，并不十分重视。

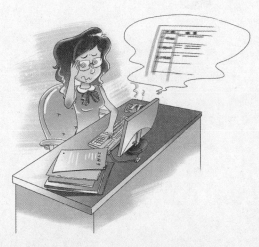

头晕的现象的确非常常见，感冒的时候会头晕，饥饿的时候会头晕，蹲一会站起来会头晕，女性经期时容易头晕……特殊情况下发生短时间的头晕没有大碍，但是，如果经常性、持续性地头晕就要引起重视了。

从医学角度而言，头晕是人体对空间定向的一种运动错觉，包括前庭系统和非前庭系统两种，在发生前庭系统任何部位的损害，前庭感觉、视觉、精神感觉互不协调，前庭反射与颈反射、视反射不能协同作用时，使进入的冲动不一致，于是产生运动性错觉即头晕。

从中医角度来说，头晕常由于"风""疾""虚"所致，身心承受压力大，肝气不舒，气郁火大、肝阳上亢、阳升风动、上扰清窍，发为头晕；饮食不节，脾胃运化失常，聚湿生疾，痰湿中阻，浊阴不降、蒙蔽清阳，引发头晕；思虑劳倦、长期失眠、脾胃两虚、精血气虚、脑失濡养，发生头晕。经常性的头晕一定不能忽视，要及时到医院进行检查。

●办公室可能是头晕的"温床"，你知道吗？

办公室内通风状况大多不是很好，人员也非常密集，这就使二氧化碳更加容易积存，由此，身在空调房间，又长时间高强度地进行脑力劳动的职场白领们相应地非常容易缺氧。身体组织缺氧，首当其冲的便是大脑和心脏。大脑感觉到供氧不足，自然容易头晕；而心脏缺氧则会造成血液循环不畅，当心脏供血不足的时候，会发生心跳加速、胸闷气短等症状。大脑和心脏的缺氧状况得不到缓解，身体的神经系统又持续受到二氧化碳的刺激，这就是头晕通常伴随着恶心、胸闷、烦躁、冒虚汗等症状的原因所在，非常影响身体健康和工作状态。因此，在办公室养一些绿色植物、注意开窗通风都是好办法。

●持续头晕要警惕

突发性的头晕如果反复发作较长的一段时间，或头晕持续一周以上，应该尽快到医院进行细致的检查。

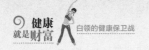
对于上班族来说，经常加班造成睡眠不足、长时间盯着电脑屏幕、久坐之后突然站起来等都是导致头晕的直接原因。此外，女性在经期或是孕期，头晕的状况也时有发生。虽说头晕不是女性朋友的"专利"，男性同样也时常会头晕眼花，但是职场女性的患病比例要高出男性一截，确是不争的事实。女性特殊的生理原因，加上许多女性肩负着职场和家庭的双重担子，因而承受了比男性更多的压力，这些都让头晕更易发生在女性的身上。因此，上班族更要重视自己的健康状况。

无晕一身轻

头晕是多种疾病的一种症状表现，可由许多不同原因、部位和性质的疾病引起，常见于内科、外科、眼科、五官科等疾病。如心脑血管疾病、颈椎病、头颅肿瘤、美尼尔氏症、慢性鼻窦炎、屈光不正等均可出现头晕。诚然，大部分职场朋友所出现的头晕并非得了什么大病，而大多由于工作繁忙、精神紧张、过度疲劳所造成。头晕看似事小，却让人不能集中注意力、无法神清气爽地投入工作，影响工作效率。所以，高效率的工作要从解决头晕开始。

要解决头晕，最好的方法是预防。很多病症都是这样，在它没发生之前没有引起重视，发生之后又让人后悔不迭。对于容易头晕的上班族朋友们来说，平时要注意不吸烟少喝酒，不吃生、冷、油腻以及刺激性食物，多吃一些新鲜果蔬和蛋白质丰富的食物，定期进行适当的体育锻炼，保持平静愉快的心情等等。

有了这些有助健康的习惯，是不是就不会头晕了呢？——当然不是。身在职场的白领们多数容易突发神经性眩晕，这是工作繁忙、压力较大所造成的。此类头晕发生时，最好在椅子上坐好或者靠墙站立，而不要大力走动，以免摔倒。稳住身体后闭上双眼，深呼吸，待缓过眩晕状态后再慢慢睁开眼睛，一只手稍微用一点力抚在后脖颈上，从左往右、从前往后轻轻晃动头部，而不要使劲以画圈的方向转动，这样会加重眩晕感。

当然，还有这样的情况，一项工作任务要在一定时间段内完成，时间紧，任务重，在这段时间内职场朋友很难保证正常的作息时间，这时就可能会用到接下来讲到的方法了。

●从饮食调理入手，远离头晕症状

1. 办公室常备蜂蜜或巧克力

当人们进食少，而又长时间工作后，可能会出现低血糖现象，产生头晕等症状，此时，可以立即泡一杯蜂蜜水喝或吃点巧克力。蜂蜜水或巧克力可以在短时间内帮助血糖恢复到正常状况，还可以为人体提供一定的热量，对缓解头晕有很好的效果。

2. 海带煮汤喝，降压没的说

海带中含有一种特殊的氨基酸——昆布氨酸，它能起到降血压的作用，所以因高血压而经常头晕的上班族朋友不妨适当喝一些海带汤。海带还可以同土豆、排骨、黄豆等同煮，美味、营养都顾及了，还有利于健康，何乐而不为呢？

3. 多吃菠菜治头晕

菠菜是镁、铁、钾和维生素 A 的优质来源，也是钙和维生素 C 的来源，磷、锌、泛酸和维生素 B_6 的含量也很丰富。常吃菠菜能够激活大脑功能，增强机体活力，对于工作繁忙的白领一族来说，是很好的补充营养元素的食材。

4. 菊花治疗头晕，方法多种多样

菊花可以疏风清热，凉血明目，对治疗头晕、耳鸣、目眩有很好的疗效。菊花治疗头晕的方法是多种多样的：

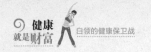

菊花茶：取 3 克左右的菊花，用沸水冲泡，也可以加入金银花、枸杞、甘草同泡，对肝火旺引起的目眩、视力模糊以及高血压引起的头晕有很好的缓解作用。而且，菊花茶香气清雅，能起到提神醒脑、舒缓头晕的作用。

菊花粥：取 100 克大米，20 克菊花，10 克决明子，待锅烧热后放入决明子稍微炒一下，加 500 毫升的水，煮沸以后将决明子捞出，再加入一定量的水和准备好的米一块煮，待粥熟煮后把菊花放进去再煮开，加少量冰糖或盐调味即可食用，这道菊花粥有平肝散热、降血压的功效。

菊花枕：将菊花同绿豆壳、决明子、川芎、白芷混合起来，晒干后装入枕袋里，封好枕袋口，即成菊花枕。别看菊花枕制作起来很简单，它的功能可一点不小，对缓解头晕目眩、心律不齐、难以入睡都有很好的调治作用。

许多人都有过头晕的经历，由于它太过常见，因此并没有引起大家足够的重视。有时候头晕是一时工作忙碌或精神紧张造成的，忍一忍就会过去；而有时候头晕则是重大疾病引起的，所以对待严重的、持续性的头晕一定要提高警惕，切不可掉以轻心。

其实，只要在生活中加一点饮食调养，在工作时多加注意，头晕，这一让人无法神清气爽地投入工作的"小"毛病就没有滋生的土壤了。

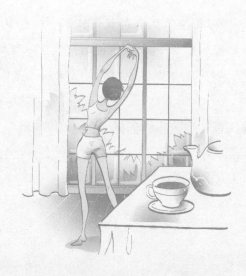

工作"压力山大"，按摩解决神经性头痛

头痛，多是压力惹的祸

高昂是一家公司销售部的主管，经常要到各地出差洽谈生意，谈完一处还来不及休息一下便马不停蹄地乘飞机飞往下一处，回到公司又忙着开会、处理文件，这样一天天下来，他的头部总像是被什么东西牵着似的疼痛，还感觉一跳一跳的，但是想着繁忙的日程，高昂只能强忍着频频袭来的头痛坚持工作，痛得实在厉害就吃止痛药，但效果并不明显。终于有一天疼痛难忍，他只好休假就医。

头疼脑涨、肩颈僵硬、头部穴位一跳一跳的……这种感觉越来越多地发生在白领族身上。白领族是头痛这一病症的高发人群，许多朋友为了不耽误工作选择忍耐，但是一阵又一阵的痛感让人无法集中精力，非常影响工作的效率。

●看看你属于哪种头疼

神经内科的专家指出，头痛是发病率仅次于感冒的一种常见病症，而且绝大多数头痛都属于原发的神经性头痛，是由精神焦虑、紧张引起的头部、颈部的神经、血管和肌肉收缩造成的，发病的表现主要是头部胀痛、钝痛，有很强烈的压迫感、麻木感和沉重感。职场白领中头痛多见于紧张性头痛、颈性头痛和偏头痛。

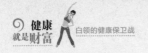

1. 紧张性头痛

这是在身体和心理共同承受压力所致的一种头痛，都市白领们的头痛多半属于紧张性头痛。其原因主要是工作压力比较大，精神时刻处在紧张状态，睡眠状况不好。紧张性头痛通常表现为整个头部持续性胀痛，不会只有一侧疼痛。这种头痛还有一个特点就是随着压力的增大，头痛的严重程度还会随之加重。

2. 颈性头痛

这种头痛主要多见于长时间伏案工作的职场朋友。颈性头痛同样与工作压力有关，工作任务堆积的时候，人们会长时间面对电脑，如果中间不注意放松和休息，就会造成颈性头痛。其主要表现是后枕部及后颈部发僵发麻、持续性胀痛，有时还伴随着头晕、眼花的情况。颈性头痛的症状会随着工作时间的增加而加剧。

3. 偏头痛

偏头痛属于血管性头痛，部分偏头痛的产生与遗传有关，劳累、精神紧张、工作压力大均是其发作的诱因。偏头痛的主要表现是单侧太阳穴呈现同脉搏一致的跳动性胀痛，严重时会有眩晕、恶心、呕吐的症状。最让人感到困扰的是，偏头痛会周期性发作。

头痛本不是什么疑难杂症，可是发作的时候着实让人心烦意乱、难以承受，非常影响工作和生活的状态，因此，职场朋友们一定要从生活习惯上入手，积极预防，不让头痛有机可乘。

赶走头痛，轻松办公

●追本溯源才能远离头痛

要想从源头上远离头痛，首先要放松心情，学会控制情绪。工作量是我们无法控制的，但是职场朋友们一定要调节好自己面对工作时的心态，不要太过焦虑和紧张，更不要放任这种不良的情绪一直蔓延；要相信自己的能力，压力实在很大的时候可以适当地转移一下注意力，忙里偷闲地放松一下。

其次，要定时进餐。人在饥饿的时候体内的血糖值会降低，这不仅会引起头晕，还会造成头部血管收缩。当饥饿过后进食的时候，收缩的血管又会被快速扩张，这一松一紧非常容易引发神经性头痛，因此，用餐一定要准时。而且用餐的过程本身就是一个补充营养的过程，有了充足的营养，工作起来也会更加有效率。所以工作一忙就误了用餐时间的白领朋友一定要注意哦。

最后，要保证充足的睡眠。睡眠时间不足或者质量不高会让人感到精神疲劳，继而引发神经性头痛。此外，如果没有充分的睡眠，大脑得不到充分的休息，第二天工作起来就会头脑发胀，无法集中注意力，思维也不再敏捷，这一点相信职场人士深有体会。良好的睡眠不但能大大降低发生头痛的几率，同时对提高工作效率也大有帮助。

●小妙招帮你赶走头痛

正在工作的时候，头痛不时来袭实在是让人非常"头痛"的一件事，试试下面的方法，可以帮助职场朋友们赶走头痛的"骚扰"。

1. 改正工作时的不良姿势

一投入忙碌的工作当中，很少有人会在意自己的坐姿是否正确，其实由于坐姿不端正或者以不良姿势办公而引起头痛的例子十分常见。如果电脑屏幕的位置过低，人就需要长时间伏在键盘上，这样一来颈部肌肉持续收缩，非常容易造成头痛。医生指出，如果头部和身体能够基本保持在一直线上，就不会出现肌肉持续收缩而造成疲劳的情况，因此，端正坐姿对改善头痛有很大作用。另外，有些朋友习惯用一只手托腮另一只手写字、处理文件，有些朋友则习惯略微把肩支起来把听筒夹在耳朵和肩膀之间打电话，这些动作都非常容易引发肌肉酸痛和头痛，一定要注意改正。

2. 经常做些"小动作"

当然，即使伏案工作的姿势非常端正，持续时间过长的话也是会造成身体各部分肌肉紧张的，因此，有必要时不时地搞一点"小动作"，让紧绷的肌

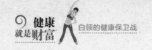
肉得到放松。这里教大家一个简单有效的动作：身体坐直，双手交叠在脖子后面，整个上半身转向左侧，转回来，再转向右侧，如此反复10次，不要小看这个动作，它可以让头部、颈部、肩部和上肢同时得到锻炼，对改善久坐伏案造成的上半身疲劳非常有效，也是预防神经性头痛的好办法。此外，每隔一个小时休息5分钟左右，让大脑得到暂时的放松，同时也可以舒缓一下工作压力。

3. 适时远眺三分钟

眼睛如果专注于书本或电脑屏幕时间过长，眼部周围的肌肉容易发生痉挛，因此眼睛也需要适时地休息一下。每小时最好能让眼睛休息3~5分钟，可以闭目养神，不过最好的办法是走到窗边眺望远方，这样不仅能够缓解眼睛疲劳，还有助于防止头痛。戴眼镜的朋友如果经常头痛，则需要检查眼镜的度数和框架的角度是否合适。一般来说，如果眼镜度数低于实际度数会造成用眼疲劳，而如果眼镜度数超过了实际度数就会引发头痛；眼镜框架的角度也很重要，如果不合适的话会压迫鼻梁和耳部神经，都会造成头痛。所以戴眼镜工作时头痛的朋友应当看看是否需要重新配副眼镜。

●手指解决大问题

现代社会的生活节奏快，方方面面的压力都在增加，因此，头痛成了白领一族非常常见的病症。头一旦痛起来，人就会提不起精神，工作没效率，娱乐也没心情，这时，自我按摩是缓解头痛比较有效的办法。

1. 按揉太阳穴

头痛的时候，双手手指在太阳穴部位画圈按摩：先朝顺时针方向按揉，再朝逆时针方向揉，按揉太阳穴可以加速头部的血液循环，消除疲劳，提神醒脑，对缓解紧张性头痛和偏头痛都有一定的效果。另外，当太阳穴部位有搏动痛的感觉时，用手指肚对其加以轻轻按压可以减轻疼痛。值得一提的是，即便没有处在头痛的状态，长期坚持按揉太阳穴也不失为一个好习惯：每天早上醒来以后和晚上临睡之前用双手的中指在太阳穴部位转圈按揉，反复几次，这样坚持一段时间，对因为工作压力大而经常发生头痛的状况有很好的改善作用。

2. 推压前额

双手大拇指压在太阳穴上不要动，以双手食指和中指置于前额中间，向太阳穴部位推压，反复几次，注意力道不要过大。也可以用点压的方式进行按摩：大拇指仍是按在太阳穴上，食指和中指在前额上的任意点进行按压，按压的同时大拇指也稍稍用力。推压和点压的方法可以交替进行，对缓解头部不适有很好的效果。

3. 按摩耳部穴位

传统医学有这样一种说法——耳为宗脉之所聚，这是因为耳朵上的穴位与人体的各个部位都有生理上的关联，因此，头痛的时候可以通过刺激耳部穴位来缓解。最简单的手法是：双手握成空拳状，以大拇指和食指沿着耳朵的轮廓来回揉捏，最后再挤捏耳垂，力道由轻到重，做 20 下。

4. 梳摩头部

顾名思义，梳摩头部就是用梳子按摩头部，中医认为，人体的经络遍布全身而交于头顶，头顶的"百汇穴"由此得名。每天坚持梳头不仅能够理顺头发，更重要的是可以按摩头部的多个穴位，疏通经络，使气血通畅，当然也可以预防和缓解头痛。梳头的梳子最好选用木梳、玉梳或牛角梳，无论梳什么位置，都应当从额头的发际梳到后颈部的发根，每个位置最好反复梳 30~40 次。通过梳头，还可以固发明目、健脑提神，是养生的好办法。

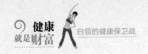

脑力劳动者的补脑食谱

大脑需要补充点营养元素

　　过快的生活节奏和工作压力以及行业内日益激烈的竞争，造成了大多数白领的大脑长期处于疲劳状态中，神经衰弱、失眠、健忘，种种脑部"过劳"引发的病症不断侵扰着职场白领们。除去工作上的原因，供给大脑的营养不够也是一个重要因素。大脑需要的营养不足，人就容易头晕、头痛，注意力无法集中，心理上容易烦躁、抑郁，还容易造成记忆力下降。

　　怎样知道自己的大脑是否急需补充营养元素？做做下面的小测试，如果在 10 项症状中占到了 5 项以上，你的脑部营养缺失情况就已经不容小觑了。

1. 见到本来很熟的朋友，却发现忘记了对方的名字。
2. 与他人聊天的时候如果被打断，过后就想不起来刚才聊到了哪里。
3. 刚读完一本小说或者刚看完一场电影，遇到有人问大概内容却讲不出来。
4. 去超市之前想要买的东西很多，购物回来总是发现漏掉三四件没有买。
5. 早上起床后，需要发一会呆，考虑一下先做什么。
6. 经常为找一个东西翻遍了所有的口袋，最后发现它就在自己手里。
7. 记不清楚是否做过某事，比如关电源、锁门。
8. 精力下降，工作、学习时无法集中注意力。

9. 晚上很累却睡不着觉，清早醒来觉得浑身酸痛。

10. 总会莫名感到发慌、心烦意乱。

●补脑营养元素大集合

白领族大多从事的都是脑力劳动，如何能通过食物为大脑补充营养，提高工作效率，是大家关心的问题，下面就一起来看看我们的大脑最需要补充哪些营养元素吧。

1. 葡萄糖——大脑的原动力

大脑细胞的代谢速度非常快，但是几乎没有能量物质存在于脑组织中。大脑的能量来源是血液中的氧和葡萄糖，可以这样说，大脑完全靠葡萄糖所提供的能量运作。葡萄糖是大脑的天然食粮，能够迅速补充大脑运作所需要的能量，预防和缓解大脑疲劳。

对于成年人来说，虽说脑部的重量只占人体体重的2%，可是大脑运作所需的能量大约要占到人体每天能量需求的五分之一。从事脑力工作的白领族们平均每天需要消耗100~120克葡萄糖，所以有效地摄取并及时地补充葡萄糖可以帮助我们提高注意力和记忆力，保证每天的工作效率。

2. 脂肪——大脑的能量来源

大脑主要是由脂肪构成的，脂肪在大脑的成分中占到60%，同时大脑也是人体脂肪含量最为丰富的器官，如果补充的脂肪不足，大脑原本的能量通路会遭到破坏，不利于大脑的工作。但是，脂肪有良性和非良性之分，如果补充的脂肪是有害的，大脑也是无法进行良性运转的。

对大脑有益的脂肪主要有DHA(二十二碳六烯酸)、EPA(二十碳五烯酸)、单不饱和脂肪酸和磷脂。医学界界定，大脑内良性脂肪的含量直接关系到人的记忆力好坏，以及是否聪明。因此，职场朋友们一定不可以谈"脂"色变，要知道，这些良性脂肪的摄取，关系着大脑是否有充足的能量支撑高效率的工作。

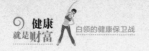
3. 蛋白质——记忆和思维的基石

蛋白质是大脑进行智力活动的基础，人体的记忆效率、思维方式、语言组织等多种能力与脑组织内蛋白质的含量有分不开的关系，充足的蛋白质有益于益智健脑，提高学习能力和记忆能力。

英国莱斯特大学的科研专家们表示，食用含有蛋白质的食物对大脑细胞的活跃程度有显著影响。因此，职场人士的饮食中，摄取足量的蛋白质能保持大脑的兴奋度，保持充沛的精力投入工作。

4. 维生素——促进大脑功能

多种维生素是保持身体健康、维持脑力运转的重要营养元素。丰富充足的维生素对保持视力、维持机体代谢及大脑功能都有非常重要的作用。维生素和矿物质是维持大脑功能所必备的元素，其中对大脑最关键的维生素包括：维生素 A、维生素 B_1、维生素 B_6、维生素 B_{12}、维生素 C、维生素 D、维生素 E 等。

维生素 A：能使眼球活动旺盛，提高视网膜的感光能力，促进大脑的健康运动，是保护视力和促进大脑功能所不可缺少的维生素。当体内维生素 A 缺乏的时候，人会容易得干眼症、夜盲症、角膜软化症等眼部疾病，工作时也会有大脑的运转明显跟不上趟的感觉。白领们需要持续使用电脑，同时大脑要飞速运转，因此，多吃富含维生素 A 的食物，保证维生素 A 的摄入，可以保护视力、缓解视疲劳，让大脑健康运转。

维生素 B_1：可以起到增进食欲的作用，同时能够帮助大脑更好地促进葡萄糖产生能量，要想使脑部的葡萄糖发挥效用，就要有足量的维生素 B_1 的存在。此外，维生素 B_1 对脑部神经细胞也有很大的益处，可以保证大脑有充足的"动力"工作。

维生素 B_6：是大脑发挥正常功能所必需的维生素，可以帮助蛋白质代谢，保持脑部细胞的活跃程度。在日常饮食中合理地摄取维生素 B_6 可以治疗长期的偏头痛，此外，维生素 B_6 对稳定情绪、缓解紧张也有很好的效果。

维生素 B_{12}：为大脑提供充足的能量，维护脑部神经系统的健康，活跃思维，防止反应迟钝以及脑萎缩。由于维生素 B_{12} 只能存在于动物的肉中，所以，爱美的白领女性们一定不可以为了减肥而全素食，这样对大脑是很不利的。

维生素 C：可以保证大脑的灵活度，使大脑对外界的刺激反应更加灵敏，发出的指令也更加顺畅。同时，维生素 C 对视网膜细胞有很好的保护作用，视网膜是中枢神经的重要一环，因此，维生素 C 对大脑的保护作用不容忽视。此外，维生素 C 还可以减少皮肤中的黑色素含量，对长期面对电脑工作长出的小斑点有一定的改善作用。当工作压力较大时，人体消耗维生素 C 的速度要比平时快 6 倍，因此，处于忙碌工作中的白领朋友一定要注意维生素 C 的补充。

维生素 D：维生素 D 是激活大脑运动、提高大脑灵活度、增强记忆力的重要元素。维生素 D 可以激发大脑中保护性激素的活跃，充足的维生素 D 不仅可以促进大脑的正常运作，还能够有效地延缓大脑衰老，因而对大脑的健康意义重大。

维生素 E：随着年龄的增长，体内的自由基会随着血液系统侵蚀脑部细胞，如果没有充足的抗氧化剂加以遏制，大脑的记忆力会逐渐丧失。维生素 E 是重要的抗氧化剂，可以有效地缓解脑部细胞的老化，增强记忆力。维生素 E 的抗氧化功能还体现在它可以抑制眼睛晶状体的过氧化脂反应，对保护视力有很好的作用。对于职场白领们来说，高强度的脑力劳动会耗费大量的精力，令人过早衰老，而维生素 E，正是抵抗衰老的"灵丹妙药"。

5. 微量元素——协助大脑功能

钙：充足的钙质可以保证大脑持续地工作，减轻大脑疲倦，为大脑提供持续运作的能源。脑神经细胞中如果有足够的钙，可以保证脑细胞正常的运作职能，增强大脑抵抗外界刺激的能力。钙元素可以说是大脑的安定剂，对于集中注意力、增强记忆力、提高反应力都有重大影响。

锌：锌元素不仅能提高人体的免疫功能，更重要的是它能够提高人的理解能力和记忆能力，对保证人的智力健康是不可缺少的一种元素，同时它也是人体最容易缺乏元素之一。锌在维持大脑的运转中扮演着多种重要角色，主要

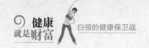

体现便是智力和记忆力，因此，要想在竞争中抢得先机，锌的作用不容小觑。

铁：铁元素可以协助轴突传导神经冲动，对抑制人的不良情绪、保证人的心智成熟有很大作用。而且铁元素能增强血红蛋白运输氧气的能力，充足的氧气是保证大脑正常运作的基础。白领朋友们在空气流通状况不好的办公楼中工作，大脑的氧气供应状况很难得到保证，因此一定要注意铁元素的摄取和补充。

硒：硒元素可以防止氧化引起的衰老，活化神经系统和免疫系统，同时也强烈地影响着大脑的功能。神经细胞需要靠硒的参与才能合成谷胱甘肽，这是脑部重要的抗氧化剂之一。此外，硒元素可以保证大脑的神经系统不发生紊乱，因而对抑制情绪低落和焦虑有重要作用。

碘：碘被称作是"智力元素"，医学界普遍认为碘的缺乏会对人的智力造成损伤。碘元素的作用包括促进能量的新陈代谢、维持脑垂体的生理功能、促进大脑的健康运作。因此，职场朋友在日常饮食中摄取足够的碘对补脑健脑意义非凡。

给你一份补脑食谱

随着工作任务的增多、脑力劳动的增加，职场白领们脑力上常处于超负荷的状态运转，这时"补脑健脑"成了首要任务。除了要注意调整心态、放松心情，进行适当的运动以外，合理的饮食是补充大脑所需要的多种营养元素最为行之有效的办法。看看下面提供的补脑食谱，自己动手，合理搭配，既能享受到烹饪的乐趣，又可以为大脑提供充足的营养。

●补脑饮品

蜂蜜：蜂蜜所含的营养众多，其中对补脑有益的主要成分有葡萄糖，蛋白质，氨基酸，维生素 A、B_1、B_6、C、D，铁、钙等元素。从上面讲的对大脑有益的营养元素来看，蜂蜜是一种补脑健脑的佳品。人们都知道早晚喝蜂蜜对健康的好处多，其实，对于职场人士来说，经过一上午的工作，到了午间身体和大脑已经有些疲惫了，这时候喝一杯蜂蜜水对补充大脑营养、消除疲劳可以起到很好的作用。注意，蜂蜜一定要用温水冲泡，这样才能保证营养不被破坏。

豆浆：大豆含有人体所必需的五大营养素：蛋白质、脂肪、碳水化合物、维生素、矿物质。豆浆的蛋白质含量不比牛奶低，还含有丰富的良性脂肪，以及钙、铁、锌、硒等人体必需的微量元素，B族维生素、维生素E和B被称作"脑黄金"的卵磷脂等营养元素。因此，常喝豆浆对改善大脑功能、延缓脑细胞的衰老、缓解大脑疲劳、提高记忆力都有很好的效果。

●补脑粥

小米粥：小米100克，清水浸泡15分钟后淘洗干净，加入凉水，大火烧开后转小火煮制15分钟即可。小米的营养非常丰富，良性脂肪、蛋白质、B族维生素以及铁、钙等微量元素的含量都比较高，是很好的补脑食品。小米还有防治神经衰弱的作用，工作压力大的朋友可以常食小米粥。小米除了可以单独煮制，还可以加入猪肝、鸡肉、虾仁、芝麻、核桃、红枣等食材共同煮制，不仅更加美味，营养也更加丰富。

红豆粥：将50克红豆和50克大米洗净，放入砂锅中，加入适量的水，用中火烧开后改为小火炖煮约25分钟左右，待产生黏稠感之后加入少量冰糖搅匀，然后熄火、盖上盖子焖一会儿，待稍凉后即可食用。红豆中的赖氨酸和B族维生素的含量居各种豆类之首，还含有丰富的蛋白质，可以清心养肾、补脑益神。

花生粥：取花生米40克、糙米60克，一同放入砂锅内，加水煮至米烂汤稠，再加入适量冰糖，每天早晨喝这样一碗温热的花生粥，可以有效地补脑健脑，延缓脑功能衰退。花生的蛋白质含量比牛奶要高出8倍，比瘦猪肉、牛肉要高两倍，且更容易被人体吸收。花生中蛋白质、赖氨酸的含量接近99%，比大豆中蛋白质、赖氨酸的含量还高。此外花生还含有丰富的锌元素，具有提高记忆力的作用。

桑葚粥：取糯米100克，洗净后放入砂锅内，加入适量的水，中火烧开后放入洗干净的鲜桑葚50克和少量冰糖，一起熬至浓稠。桑葚鲜甜多汁，所含的糖类、蛋白质、多种维生素具有非常高的营养价值和保健作用。桑葚粥可以养血滋肾、补脑益智，适用于神经衰弱、头晕目眩、记忆力减退的职场朋友。

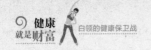

柏子仁粥：取柏子仁 20 克、粳米 100 克，淘净后一起放入锅内，加水煮制。大火煮开后转小火，并关火，将粥搁置一段时间，待温度回落后，加 30 克蜂蜜搅拌均匀。柏子仁含有丰富的不饱和脂肪酸、蛋白质、钙、铁等营养元素，可以有效养气血、安心神、益智健脑，对于脑力劳动过多的上班族来说是非常好的食品。

●补脑菜

琥珀核桃：取 300 克核桃仁，用热水焯两分钟后捞出，放在垫好锡纸的盘子上，入烤箱（150℃）烤 20 分钟，取出晾凉；锅中倒入 200 克清水烧开，加入 200 克红糖，小火熬至浓稠，加入 30 克蜂蜜，然后放入烤好的核桃仁，快速翻炒后均匀撒上芝麻即可。这道菜中用到的核桃、红糖、蜂蜜、芝麻都含有对大脑有益的营养元素，尤其是主料核桃，可以说是大脑天然的营养库，每天吃适量的核桃对大脑的补益作用是显而易见的。

上汤菠菜：取一颗咸蛋蒸熟切粒，炒锅内倒入适量油，放入葱花、姜片爆香，放入咸蛋粒稍微炒一下；将一把菠菜放入锅中翻炒，加入盐和胡椒粉，倒入 200 克鸡汤，起锅后撒入咸蛋粒。菠菜含有丰富的维生素和微量元素，可以养血、补脑，避免脑部功能老化，而咸蛋中含有丰富的优良蛋白质和脂肪，两者加起来可以起到很好的补脑益智的作用。

五香酱牛肉：将牛肉切作大块，在沸水中焯一下后用凉水冲净，再把牛肉块重新放入锅中，随之放入葱、姜、蒜、干辣椒、黄酱、料酒、老抽、生抽、盐、冰糖、花椒、大料、桂皮、香叶等调味料，倒入热水（以没过食材为准），大火烧开后转小火，慢炖一个小时左右，关火后留肉在锅里浸泡两个小时会更加入味，取出切片即可食用。牛肉富含的蛋白质非常丰富，且易于人体吸收，是完全性蛋白质食品。牛肉还含有丰富的铁元素，充足的铁元素可以增强红细胞的输氧能力，为大脑输送充足的氧，使人思维敏捷，有助于增强记忆力。

凉拌金针菇：锅中加水，加一勺盐，放入洗净的金针菇和切好的红椒丝，煮一分钟，捞出金针菇和红椒丝浸入准备好的凉开水中，待冷却后捞起，挤干金针菇中的水分；黄瓜洗净去皮切丝，与金针菇、红椒丝拌在一起，调入葱末、蒜末，加入一勺香醋，一勺橄榄油，适量的盐和白糖，拌匀后即可。金针菇含有丰富的锌，且低脂肪、高蛋白质，还含有钙、铁等微量元素和多种氨基酸，其中氨基酸中的赖氨酸和精氨酸有增强记忆、补脑益智作用，因此对职场人士来说是非常有益的食品之一。

水果沙拉：取苹果、橙子、菠萝、香蕉、梨、火龙果、甜瓜、樱桃……中的任意几种，切成大小适中的块，拌入沙拉酱即可。水果中含有丰富的维生素，对健脑均有益。

● 补脑汤

鲫鱼豆腐汤：鲫鱼开膛去内脏、鳞、鳃，洗净，控干，抹适量盐和料酒稍微腌制一会儿；锅热后放入少量油，把鲫鱼放进去煎至两面金黄，放入葱段、姜片，倒入4～5碗开水，加盖，大火烧开后转小火煲30分钟，放入切成块的豆腐，加盐、鸡精、胡椒粉调味。鲫鱼补脑健脑的作用众所周知，豆腐中的大豆卵磷脂非常有益于大脑的运作，两者搭配，既营养，又美味。

黄豆排骨汤：将黄豆洗净，用温水浸泡；猪排骨洗净，切成小块；锅烧热后加入适量清水，大火煮沸，把黄豆和猪排骨放入锅内，再次煮开后转为小火煲一到两个小时，加入精盐调味即可。这道菜可以补髓养血、健脑益智，对神经衰弱、用脑过度、失眠、健忘等有很好的防治作用。

南瓜山药红枣汤：先将南瓜切成大块，山药去皮后切段，红枣剖成两半；锅烧热后加入适量猪油，放入南瓜翻炒两分钟，倒入一碗水，待南瓜七成熟后加入山药和红枣，熬至南瓜酥烂，放入适量的盐即可出锅。这道菜可以温中补气、健脾利肺，南瓜还有清心醒脑的功效，因此，神经衰弱、记忆力下降的职场朋友不妨一试。

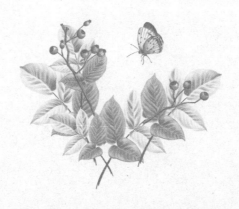

Chapter 3

第三章

要无量前途，
更要保住明亮双眼

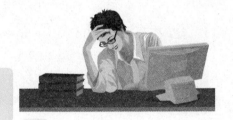

穿着入时的衣着，享受着优厚的薪酬，出入高级的场所……

职场白领们为了这种种让人羡慕的生活状况付出了许多：

每天早上九点准时坐到电脑前开始一天的工作，

眼睛始终专注于电脑屏幕，无暇放松，

晚上经常还要加班，双眼更加得不到休息。

长此以往，双眼发干发涩、视力模糊便开始困扰着白领一族，

没有了健康的双眼，谈何无量的前途？

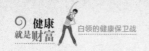

干眼症：心灵之窗需善待

眼睛为何不再水润？

雪晏在一家广告公司工作，整天面对电脑写文案、做策划，她工作的时候特别专注，为了提高工作效率，面对电脑的时候甚至舍不得眨眨眼睛。最近，她常常感到眼睛发干发疼，有时候还会看不清东西，到医院检查后，医生告诉雪晏她患上了电脑干眼症，这时，雪晏才开始重视用眼健康，用各种各样的方法缓解视疲劳，滴专用眼药水、戴防辐射眼镜、用按摩仪治疗等。

电脑干眼症是指由于眼睛长时间专注于电脑屏幕，眨眼次数少，因而眼

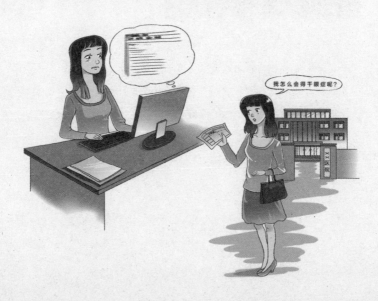

角膜得不到充分滋润而致使眼睛干涩、疲劳的病症。主要症状有眼睛发痒、发干、有灼热感、易流泪、畏光、有异物感、视力下降等。全国眼病诊疗中心的侯教授指出，80%以上的职场朋友都患有不同程度的干眼症。都市白领们容易出现眼干、眼涩、视力模糊不清等。眼部不适症状的原因是多方面的，其中面对电脑时间过长、眼睛得不到休息是最直接最常见的致病因素。侯教授说，日常工作使用的电脑会散发出不稳定、不均匀的射线，这些射线往往会对眼部神经产生较大刺激，容易导致视疲劳；同时，屏幕上不断变换的文字和图案又会紧紧抓住人的思维，当眼球被这些内容吸引的时候，眼睛眨动的次数便会明显减少，这就很大程度地削弱了双眼的自我保护作用；此外，大多数职场朋友在电脑屏幕前一坐就是好几个小时，期间没有让双眼好好休息一会，这样，眼睛干涩发痒、视力模糊找上门来就一点也不奇怪了。

某健康网站对1000名职场人士做了一项调查，调查结果表明，95%的人每天在电脑前工作的时间超过3个小时，这90%的人中又有85%的人称自己在电脑前工作时容易感到疲倦，无法集中注意力，头晕、头痛，眼睛干痒难耐。另一项调查结果显示，有50%的职场人士每天面对电脑的时间在6个小时以上，全国眼病诊疗中心的专家称，眼睛长期这样过度使用除了会引起视疲劳、干眼症以外，还有连带身体其他部位产生病症的危险。

电脑干眼症是职场白领的常见病之一，患上干眼症的主要原因是由于长期面对电脑工作，当然还有一些其他的原因也会引起干眼症，比如喜欢佩戴隐形眼镜。虽然现在的技术越来越先进，部分隐形眼镜有一定的保湿功能，但是长期佩戴还是有一些副作用。隐形眼镜的镜片需要吸收水分以维持自身的水润，因而会吸去角膜表面的泪水，使佩戴者产生眼睛干涩的感觉。另外，白领们多长期在空调环境中工作，空调房内干燥的空气会使水分很快地蒸发，眼中的水分也就一块被吸走了。

多数白领们感觉自己眼睛发干后，会选择滴几滴眼药水，然后又继续投入工作，其实眼药水只能暂时缓解一下眼睛干涩的状况，对治疗干眼症是没有效果的。在眼睛的表面，除了角膜和结膜，还存在着一层泪膜。人的泪膜

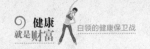
主要由水和脂质构成，水可以滋润眼球表面，但是容易蒸发，脂质的存在可以延缓水分蒸发的速度，使眼睛持久湿润。大家常用的眼药水没有脂质，因此只能起到暂时"补水"的作用，不能达到"锁水"的目的，因此无法治疗干眼症。这和我们平时护肤的原理是一样的，在涂了润肤水补水后，要再擦上含有油脂的乳液，这样才能保证润肤水不会很快地蒸发掉，从而把水分锁在皮肤里。

当眼睛不舒服的情况持续一段时间后，一定要到医院去检查，如果患上了干眼症，应该及时治疗。在干眼症病发的最初阶段，眼睛的损伤是比较轻的，通过治疗和调养是可以痊愈的，而当干眼症患病已久却没有引起重视时，眼睛仍然长期处在干涩的状态下，这样非常容易造成眼角膜表面细胞的脱落，对眼睛和视力都造成较大损伤。

眼睛被称作"心灵之窗"，当我们形容一个人眼睛漂亮的时候，经常用到"水汪汪的大眼睛"这个词，可见"水润"是眼睛应当保持的最佳状态，干眼症不仅影响眼睛的神采，更影响着工作的效率。为了前途要努力工作，同样，为了前途，在努力工作的同时更要注意保护好明亮的双眼。

妙招防干眼

眼睛是娇嫩的器官，经不起加班熬夜、压力过大。长期面对电脑，再加上工作环境干燥，非常容易引发电脑干眼症，白领朋友们如果能在日常生活中加以预防，干眼症的苦恼就不会困扰你了。不妨尝试以下几种方法，远离干眼症，其实很简单。

●注意用眼卫生

要防止干眼症的发生，首先要注意的就是要用眼卫生。手部经常接触的电脑键盘、手机、电话等，都是细菌容易滋生的地方，手是传播细菌的最大媒介，因此一定要勤洗手，勤修剪指甲，不要用手去揉搓眼部。每隔一个小时要让眼睛休息 3~5 分钟，可以闭目养神，也可以举目远眺。对经常触摸的键盘、鼠标等物体，可以用纱布蘸取适量酒精擦拭，能起到一定的消毒杀菌作用。

●勤眨眼

眨眼睛是一种神经保护动作，是眼睛的自我保护机制，通过眨眼睛泪水可以均匀地分布在眼球表面，以保持眼部湿润。同时，眨眼睛还相当于让眼球得到短暂的休息，正常状况下每四五秒钟就应该眨眼一次，如果眨眼睛的频率降到 10 秒左右，那眼睛获得休息的次数便会大大降低，还直接影响到眼泪的分泌和在角膜上的分布。眨眼睛的次数少了，暴露在空气中的泪膜又不断蒸发，干眼症也就随之而来了。因此，长时间操作电脑或者阅读的时候，一定要注意勤眨眼睛，这样才能保证眼睛的水润。

●正确姿势

正确的姿势能够有效地防止干眼症。长期在电脑前工作的朋友要注意调整好电脑的位置以及电脑屏幕的角度，电脑屏幕与人的距离应该保持在 50 厘米以上，在坐直的情况下调整好显示器的角度，最好使视线向下约 30°，这个俯视的角度能够减少眼球表面暴露在空气中的面积，减少眼部水分的蒸发，从而缓解水分蒸发造成的眼部干涩；同时，这个姿势还可以放松颈部肌肉，避免疲劳。

●戴框架眼镜

许多爱美的职场朋友喜欢佩戴隐形眼镜进行工作，的确，隐形眼镜不像框架眼镜一样容易破坏人的形象，但是它给眼睛造成的困扰可一点也不少，干眼症就是其中之一。佩戴隐形眼镜工作会影响泪液的分泌量，还会吸收眼部的水分，非常容易造成眼部干、涩、痒的情况，所以佩戴隐形眼镜的白领朋友经常会感觉眼睛干干的。因此，平时逛街购物或是参加聚会的时候偶尔佩戴隐形眼镜是可以的，每天面对电脑工作的朋友还是应该佩戴框架眼镜，

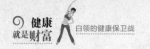

这样才能有效预防干眼症的发生。

●使用空调要注意

空调在调节温度的同时，也会抽走室内的水分。另外，开空调的时候门窗紧闭，更加容易使得室内的空气变得干燥，在这样干燥的条件下办公，泪膜的蒸发情况会变得更加严重，眼睛也就容易发干、发涩。同时，空调吹出来的风也会带走眼部的水分，增加眼睛变干的速度，因此，冬夏两个需要开空调调节室温的季节也是干眼症的高发季节。所以，开空调的同时要注意定时开窗通风，也可以在空调的风口放盆水，稍微增加一点室内的湿度。

●热敷眼睛

做好眼部清洁后，用毛巾蘸取 50℃左右的水，闭眼敷在眼睛上，同时手指可以抚在热毛巾上对眼部进行按摩，每次敷 10~15 分钟。热敷眼睛可以扩张血管，改善眼部的血液循环。如果时间允许的话，最好早晚各进行一次。夜间睑板腺分泌相对旺盛，潴留的分泌物也比较多，清早起床后热敷一下可以帮助分泌物快速排出；而在经过一天的繁忙工作以后，热敷一下能够很好地缓解眼部疲劳。热敷眼睛对改善眼部疲劳、预防干眼症都能起到很好的作用。

●吃香蕉

香蕉含有丰富的钾元素。当人体摄入过多的盐分以后，细胞中会余留大量的水分，致使眼睛肿胀。而钾元素可以帮助人体排出多余的水分，保持体内的钾钠平衡，从而缓解眼睛的不适症状。此外，香蕉中还含有丰富的 β 胡萝卜素，这种物质是保持眼部水润有光泽的"功臣"，当眼睛长期面对电脑而干痒、疼痛的时候，吃一些香蕉可以有效减轻这些症状，还能够延缓眼睛的衰老。

谁"蒙上"了白领精英的双眼？

揪出视疲劳的十大成因

每天的工作时间过长，又长期得不到较好的休息，不仅人的身体会"过劳"，眼睛同样也有"过劳"的危险。眼睛过度疲劳不是单独的一种病，而是多种病症组成的疲劳综合征，主要症状表现同干眼症很相似：眼睛干涩、发痒、畏风、畏光，眼中有异物感，眼皮有沉重感，长期视疲劳会造成视力下降，严重的话还会有视网膜脱落的危险。下面是某健康网站给出的造成视疲劳的十大成因，看看自己的眼睛有没有"过劳"的风险？

1. 电脑：造成视疲劳的主要因素

近期，一项"白领人群健康状况调查"结果显示，每天在办公室使用电脑办公超过 3 个小时的白领中有 90% 以上经常感到眼皮沉重、眼球酸胀、视力模糊，工作时间再长一点后便会控制不住的流泪、眼部充血，而这 90% 的视疲劳患者也恰恰是最最离不开电脑的人群。上班时间对着办公不说，下班回家后多数还要打网络游戏、上网看电影休闲放松一下。

2. 手机：伤眼没商量的"手雷"

随着科技的进步，手机的功能也在日新月异，因此，白领的生活中越来越少不了手机这一兼具通信和娱乐功能的工具。无论是办公室内还是娱乐休闲场所，盯着手机狂按似乎成了白领日常生活的常态。工作中，同事、客户间的沟通离不开短信、手机 QQ 等即时通信工具，手机中的小游戏、储存

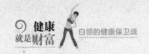

的小说等能够放松心情的东西也让白领们在休闲时刻仍然盯紧手机，长期如此，自然很容易发生视疲劳。

3. 平板电脑、PSP：见缝插针的视力杀手

工作压力较大的职场白领们还有许多减压法宝——平板电脑、PSP……这些高科技物件以其小巧的机身和强大的功能获得了绝大部分白领的青睐，他们可以在上下班的公车、地铁上见缝插针地娱乐，甚至午间难得的休息时间也要捧起来休闲一下，原本为了纾解工作压力放松心情，可娱乐后却发现视力模糊不清、变得更加疲惫了，这都是平板电脑、PSP窄小的屏幕惹的祸。

4. 空调调温舒适却潜伏伤眼危机

在炎热的夏季和寒冷的冬季，许多上班族白天在空调房内对着电脑办公，一回到家同样马上打开空调调节室温，身体感觉舒适了，却忽略了空调所带来的干燥环境对眼睛的伤害。职场朋友们要注意远离空调的风口，被风口的风吹到不仅会造成颈椎痛，还会致使眼部水分快速蒸发，引发眼部疾病。

5. 眼镜戴错了，眼睛有风险

职场白领们大都非常注意自己的形象，因为这事关自己的职场生涯以及对异性的吸引力。职场达人们一般会根据每天的工作日程来选择得体服装，在配饰上也从不马虎，这其中包括风格多变的近视镜、太阳镜、装饰镜等。带上不同的眼镜虽说可以在一定程度上提升形象，但是胡乱佩戴不合适的眼镜却有可能对眼睛造成非常大的伤害，容易造成视疲劳，严重一些的话甚至会导致青光眼。

6. 隐形眼镜带来隐患

大多数人在佩戴隐形眼镜时都会产生轻微的磨痛感，即便有些不舒服，白领一族，尤其是美丽的女性白领们，为了保证自己的完美形象不被框架眼镜破坏，仍然坚持戴隐形眼镜上班。戴隐形眼镜会使眼睛始终处在缺氧的状态，不仅仅容易造成干眼症，还非常容易引发视疲劳。当佩戴上隐形眼镜，影响职场形象的框架眼镜被"隐形"的同时，眼部的健康隐患也在伺机而动。

7. 路上看书：长知识，累眼睛

在这个优胜劣汰的时代，知识不够就意味着落后，因此，许多白领一族充分地利用起小小的空闲时间来充实自己。由于工作忙碌起来无暇学习，许多职场达人们就选择了在上下班途中捧着书本埋头苦读。虽然他们可能知道在光照不稳、摇摇晃晃的公车、地铁上看书会对视力和眼部健康造成危害，可是同增加自己的知识、提高自己的竞争力相比，眼睛感觉是否舒适就显得不那么重要了。

8. 胡乱滴用，眼药变毒药

几乎每位职场人士的包里、家里的写字台上、单位的办公桌上都常备有眼药水，且牌子、价钱都不一般，他们往往在眼睛产生酸涩不适的感觉时拿来就滴，认为自己已经很注意保护眼睛了。其实眼药水的功效是多种多样的，如果不对症，滴用方法、频率不合适，使用过了最佳有效期限的眼药水，无论它的价格多么昂贵，都会由润眼的眼药变成伤眼的"毒药"。

9. 长时间驾车会导致视疲劳

许多有一定经济能力的白领都有自己的代步车，每天驾车往返家和单位，免掉了挤公交、地铁的烦恼，看似方便快捷，其实驾车对眼睛也是有伤害的。开车的时候，眼睛要始终专注于前方，看着路上的行人和其他车辆，这样一来，眼部肌肉长时间处在紧张的状态中，很容易引发视疲劳。尤其在早晚高峰时间段内，堵车本身已经让人烦躁不安，眼睛同时还要接受各种光线的考验。即便称不上是疲劳驾驶，可是视疲劳却是实实在在地发生了。

10. 商场、酒吧、咖啡厅：灯光炫目也伤目

工作之余，不少职场白领们为了庆祝暂时逃离压抑沉闷的办公室，或是犒劳一下辛苦工作了一周的自己，通常会选择尽情地逛街购物、朋友聚会，商场、酒吧、咖啡厅成了常去的地方。而商场过于耀眼的照明灯、酒吧炫目多变的激光灯、咖啡厅为营造氛围常用的昏暗灯光，这些伤害眼睛的灯光恰恰在白领们最需要让眼睛得到休息的时候扮演起"眼睛杀手"的角色。

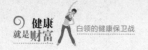

已经近视了，更要注意保护双眼

除了以上 10 项原因外，近视，也是"蒙上"白领精英们双眼的一大"元凶"。在经历了 10 多年的苦读之后，视力良好的朋友已经寥寥无几，工作后又整天面对电脑工作，眼睛得不到很好的休息，近视的度数总在不断增加。近视并不好治疗，但是也不可以抱着得过且过的想法，任由其发展。已经近视的眼睛要比视力正常的眼睛更加脆弱，也更加容易遭到眼部疾病的困扰，因此，白领精英们对待自己已经近视的双眼，更要好好保护。下面，是提供给各位职场白领的一些注意事项及调理小建议。

1. 坚持佩戴度数合适的眼镜

对于近视的人来说，其远视能力都会有不同程度的下降，看远处的物品和人的时候朦朦胧胧，令近视者苦不堪言。要走出朦胧的世界，进行正常的工作学习，就一定要配一副合适的眼镜。有些职场朋友觉得自己的度数比较低，不戴眼镜也无大碍，其实这种想法是错误的。由于进到眼内的平行光线无法在视网膜上聚焦成像，有近视眼的人才会看不清楚远处的物体，虽然度数不深的人看近处的物品还比较轻松，可是面对着电脑工作时会不由自主地越靠越近，很容易引发视疲劳，还会有度数加深的危险。还有的白领朋友把佩戴眼镜当成一种负担，时戴时摘，或者只在看不清楚远处的时候才戴，这样使眼睛经常处在不断适应视力需要的不稳定状态，同样会造成近视度数加深。所以，患有近视眼的白领朋友一定要到专业的眼科医院验光，配一副适合自己的眼镜，在工作、生活中都坚持佩戴，这是保护已经近视的双眼的基础。

2. 超过 600 度的高度近视者要定期检查眼底

郑州大学第一附属医院的眼科专家吕教授指出，高度近视容易造成视网膜发生变形，进而出现缺损或裂开的情况，这种状况若是得不到及时改善就会导致视网膜脱落，视网膜脱落是一种突发性的可能致盲的病症，发病率近些年来一直在逐渐上升。视网膜是非常重要的器官，一旦脱落，致盲的趋势几乎是无法逆转的，发生损坏时也只能采取一定修复的方法，它的功能却仍会受到很大影响。因此，近视度数超过 600 度的职场朋友最好每半年到眼科医院检查一次眼底，对自己双眼的健康一定要重视，不要等发生危险了才追悔莫及。

3. 转动眼球保护视力

首先找一个安静的场所，这样有利于放松身心，睁开双眼，头部和颈部保持不动，只转动眼球。先按顺时针方向转动，让目光凝视正下方，缓慢转至左方，再转至正上方，再至右方，最后回到正下方。转动的速度一定要慢；无论凝视哪一个方向，都要将目光尽量抻长，能看多远到多远；还要注意的是，眼球转动要呈圆形，好像在一个轨道上面一样，而不是只看左方、上方、右方、下方四个点。这样，按照顺时针的方向转动 10 圈以后，再按照逆时针的方向转动 10 圈，重复 3~4 组。这种转动眼球的方法可以使眼部的肌肉神经得到锻炼，从而使双眼远离疲劳，更加有神采。

4. 呼吸凝神法

选一个通风条件好、空气清新的地方，全身放松，站立或坐着都可以，双眼平视前方，慢慢呼入新鲜空气，随之睁大双眼，当达到极限的时候停顿片刻，然后再把气慢慢呼出，双眼也渐渐放松微眯，这个动作 12 个为一组，重复 3 次。

5. 温手熨眼法

这个护眼小动作适合坐着的时候进行，先放松身体，闭上双眼，双手手掌合十后快速地互相摩擦，手掌发热后立刻把双手捂在眼睛上，热感消失后再迅速移开双手，与此同时用力睁开双眼，如此反复 5 次。戴着眼镜工作一段时间后，不仅眼睛会感到疲劳，眼睛的框架还会对鼻梁和耳部神经造成一定的压迫，所以，每隔一段时间拿下眼镜，做做这个动作，可以很好地促进眼部的血液循环，改善疲劳。

6. 凝视远方法

先在 10 米开外找一片草地或者一棵绿树，这是因为绿色的波长要比其他颜色的短，能够在视网膜前方成像，使睫状肌部位放松，从而让双眼放

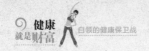

松。找到草地或绿树之后，双眼对其全神贯注地凝视30秒，这期间不要晃动身体，也不要总是眨眼，放空心里所想，集中精力仔细辨认草叶的边缘或是树叶的形状，眼神要如同画笔一样描画草地或绿树的轮廓。然后收回目光，将一只手举到眼睛正前方约20厘米的地方，掌心朝内，在10秒钟的时间里仔细地辨认掌心的纹路。这个方法对改善近视是有一定效果的，但是一定要坚持，每天做3~5次，每次反复进行10分钟。

7. 温水洗眼法

先对脸盆进行消毒，用酒精擦一下或者肥皂洗一下都可以，然后倒入适量温水（水温要掌握好，略高于身体的温度即可，不要太烫），慢慢让脸浸入水中，在水里睁开双眼。先让眼球向上、下、左、右各个方向点移动20下，然后分别按顺时针和逆时针的方向转动12次。刚开始洗眼的时候，眼睛在水里一睁开会特别难受，但随着眼球慢慢转动，眼睛会感觉格外舒服。洗眼途中如果感觉呼吸不顺畅，可以抬起头在外面进行一下深呼吸，然后再将脸埋入水中继续进行。这一洗眼的方法可以温和地清除眼中的灰尘和杂质，对消除视疲劳、改善近视都有一定的功效。

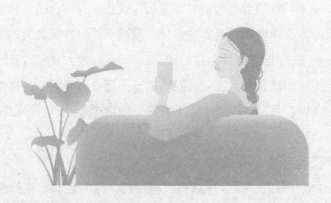

还给自己亮"睛睛"

按摩为双眼"减压"

大部分白领族也是"电脑一族"，由于每天对着屏幕，用眼时间过长，职场白领属于眼睛随时容易突发各种病症的危险人群，除了注意不要过度用眼外，学习按摩，为双眼"减压"亦能放松眼部肌肉和神经，促进眼部血液循环。

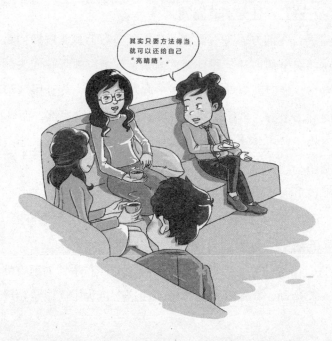

其实只要方法得当，就可以还给自己"亮睛睛"。

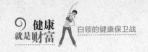

●为眼睛按摩要抓住早、晚两大黄金时间

很多白领都有熬夜的习惯，睡眠不足会导致眼睛休息不好，往往第二天醒来发现眼睛又干又涩，还有人睡前总是喝太多水以至于隔天早上眼部水肿。而晚上回到家，不仅身心俱疲，眼睛也是劳累了一天，或许它早已不堪重负。为此，给眼部按摩最好也是最有必要的两个时间段便是早晨和晚上。

●教你正确按摩，为双眼"减压"

可以选取眼霜作为按摩介质，前提是延展性要好，这样就不会失去对眼角周围肌肤的保护，避免反复按压时造成眼周细纹。

"减压"方法一：捂眼睛

先闭上双眼，数到 10，再逐渐放松让眼睛处于休息状态数到 10，接着睁开眼睛，并慢慢睁大，反复 2 至 3 次，保持 10 秒钟。

然后再闭上双眼，双手呈半握姿势，分别扣住两只眼睛，注意勿碰触眼球，试着想象置身黑暗中，使眼睛得到放松，从而缓解视疲劳。

"减压"方法二：让眼睛转圈圈

身体坐直，目视前方，头不要动。右手臂向右伸直，慢慢抬起与肩膀高度平齐，手臂要完全伸展开，并且绷直绷紧，逐渐以弧形移向头部中央，与此同时摆动食指，使双眼眼球跟着食指一起左右运动，先让眼球滚动至最左边，再看上眼窝最上方，再移动到最右边，最后至眼窝底部，循环往复做 10 次左右。接着换手臂重复这个动作，眼球滚动至相反的方向。当滚动次数逐渐增多时，眼睛会感到稍稍有些酸痛，但是做完静下来之后，你会慢慢觉得眼前的事物变得更加清晰了，这是因为眼睛在工作时往往要长时间盯着一处，得不到休息，而当僵化的眼部神经得到放松后，自然就会舒服许多。

"减压"方法三：让眼睛直视

身体坐直，目视前方，头不要动，手心朝上，右手臂向前方伸展，伸出食指和手臂一起运动，并渐渐指向鼻子，在这个过程中，眼睛始终保持紧盯食指状态。手臂放下后，眼睛恢复到原来状态，反复 5 至 6 次。之所以要让眼睛直视，是因为我们在眨眼的过程中，黑眼珠会被眼帘挡住，通过直视让眼珠更适应外界的环境，才能让它更高效地工作。

●小妙招照样"四两拨千斤"

此外，还可以尝试下面的这些"小动作"，同样有改善视疲劳、避免视力下降的功效。

揉压按摩： 将双手大拇指按在太阳穴上，其余四指弯曲，食指外侧的第二骨节支撑在四白穴（眼眶下缘正中直下一横指处）上，双手同时微微揉动，让太阳穴和四白穴同时接受按摩。

提拉按摩： 将两手中指置于眼尾，向发际的方向轻轻地提拉按摩，提拉的过程中双眼随之微闭，松手后自然睁开即可。

点压按摩： 轻闭双眼，双手食指和中指呈"V"字状，食指按在外眼角，中指按在内眼角，慢慢地一松一按，同时配合呼吸吐纳。

按摩眼球： 闭上眼睛，食指、中指、无名指轻轻按在眼皮上，然后力道适度地在眼球上画圈按摩。

在工作之余或者感觉眼睛有些疲劳的时候可以选一项或几项做一做，相信对保护眼睛大有益处。另外，给爱美的职场女性一个小提醒：不只在美容的时候眼霜能够派上用场，在做护眼动作的时候一样可以涂抹眼霜，这样不仅对去细纹、眼袋、黑眼圈更加有效，同时还能够对眼部进行保健，一举两得。

吃出来的明亮双眼

合理的膳食以及均衡的营养对身体的作用是不言而喻的，要保持双眼的健康与明亮，也要从一日三餐着手，补充各种对眼睛有益的营养元素，明亮双眸吃出来！

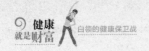

●有益眼睛健康的三大元素

下面是美国眼科学会指出的三类保护眼睛所不可或缺的营养元素，它们在保护双眼以及预防眼部疾病的方面，有着不可动摇的地位。

第一类：明亮双眸的元素

要明亮双眼，首推维生素A。维生素A通过合成视紫质来提高眼睛的感光能力。视紫质是视网膜中的一种感光物质，对于保证双眼的正常视觉，尤其是保证微弱光线下的视力来说，起着非常重要的作用。视紫质充足，眼睛的感光能力就强；反之，眼睛的感光能力就弱。如果缺乏维生素A，很容易造成角膜炎、夜盲症及视力下降。

富含维生素A的食物分为两种：一种是富含维生素A原（即胡萝卜素）的食物，维生素A原在绿色、黄色的蔬菜以及水果中的含量最为丰富，如韭菜、菠菜、苜蓿、青椒、豌豆苗、胡萝卜、南瓜、红薯、芒果、杏等；另一种是存在于动物性食物中的维生素A，这类维生素A更加容易被人体吸收，主要存在于鱼肝油、动物肝脏、全奶制品及蛋类食品中。

第二类：抗氧化元素

维生素C和维生素E的抗氧化功能不必多说，二者均可排除体内不合理的氧化物，保护组织细胞不遭到破坏。人体若是缺乏抗氧化的元素，眼睛不仅容易疲劳、畏光、流泪，还容易患上早发性白内障。另外，维生素C还是构成晶状体的成分之一，如果体内维生素C含量不够，晶状体就容易混浊。

我国营养学会指出，维生素C含量排名前列的食物有：樱桃、番石榴、红椒、黄椒、柿子、青花菜、草莓、橘子、芥蓝菜花、猕猴桃等；富含维生素E的食物主要有花生、核桃、芝麻、豆类、蛋、瘦肉、乳类等。

第三类：保护视网膜的元素

蛋白质和锌元素对保护视网膜来说必不可少。蛋白质是人体组织的组成部分，充足的蛋白质可以增加视网膜的营养，眼部组织细胞的修复和更新也需要蛋白质的参与。而锌能够参与维生素A的代谢，促使视网膜视黄醛的合成。锌还是保证视神经轴突内轴浆运输状况的重要元素，锌的缺乏必然会对视觉功能产生不利影响。

蛋白质可以通过食用蛋类、禽类、鱼类、瘦肉和豆类食品来补充；而动物内脏、海产品、乳类、谷类、坚果类食物则含有丰富的锌元素。

●常吃这些食物最护眼

1. 鸡 蛋

鸡蛋不仅是最优质的蛋白质来源，还含有丰富的维生素 A。鸡蛋中所含的丰富营养能够促进视网膜的正常运作，减轻视疲劳，减少患夜盲症和白内障的危险。对健康的白领朋友来说，每天吃一到两个鸡蛋对眼睛是非常有益的。如果患有心血管疾病，则每周食用鸡蛋的数量以三四个为宜。

2. 金枪鱼、三文鱼

这两种鱼肉中均含有丰富的蛋白质，并且含有丰富的 Omega-3 不饱和脂肪酸，Omega-3 不饱和脂肪酸是人的整个神经系统、大脑等器官不可或缺的基本物质，也是维持细胞膜正常功能的重要成分。充足的 Omega-3 不饱和脂肪酸能够帮助视网膜增强灵敏度，防止视力衰退，因而对眼睛的保护功能不容小觑。

3. 牡 蛎

锌元素普遍存在于眼睛的各个部分：眼角膜、视网膜、虹膜以及晶状体上都含有锌，因此，缺乏锌元素必然会引起眼部疲劳和视力障碍。而牡蛎是含锌量最为丰富的食物之一，常吃牡蛎可以很好地满足眼部和人体对锌元素的需求量。此外，牡蛎味道鲜美，营养全面，兼有美容养颜、降血压等作用。

4. 西兰花

西兰花含有丰富的维生素 A 和维生素 C，此外，还含有丰富的叶黄素，叶黄素能够很好地过滤掉阳光中的蓝光和紫外线，避免有害光线进入眼睛内形成有害双眼的自由基。作为一种抗氧化剂，叶黄素对保护双眼尤为重要。所以，眼睛畏光、在光照下视力模糊或者流泪的职场朋友可以多食用一些西兰花。

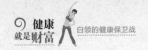
5. 西红柿

西红柿被誉为"视力的保护神"，这是因为它含有丰富的维生素 C，还含有花青素的成分，可以抑制破坏眼部细胞的酵素的生成。常吃西红柿对眼睛有很好的养护作用，有助于维持正常的视力，防患眼疾。

6. 柠檬

柠檬中含有大量的维生素 C 是众所周知的，维生素 C 可以维持维生素 A、维生素 E 的稳定，防止自由基对眼部以及人体的侵害。用柠檬泡水喝，或是在做菜的时候挤进去一些柠檬汁，不仅对美白皮肤、排出毒素有很好的效果，更重要的是柠檬中所含的维生素 C 可以降低光线对晶状体的伤害，让晶状体远离浑浊。

7. 蓝莓

蓝莓中含有多种人体不可或缺的营养元素，包括花色素苷、类黄酮等抗氧化剂。蓝莓中富含的花青素被认为能够有效减轻眼睛疲劳、改善视力，是保护眼睛、防止视力下降的重要元素。蓝莓还属于高氨基酸、高维生素、高微量元素的健康果品，除了对眼睛有良好的保健作用以外，对软化血管、增强免疫力、预防神经系统以及抗癌都有很好的效果，非常适合白领们食用。

8. 杏仁

《本草纲目》中这样介绍杏仁："杏仁，润肺也，消积食也，散滞气也。"大家都知道杏仁有润肺止咳、润肠通便的作用，除此之外，杏仁中维生素 E 的含量也是非常丰富的。每天吃几粒杏仁，可以有效抗氧化反应，保护眼部神经细胞，缓解视疲劳，防止眼部因过氧化反应而患病。

9. 枸杞

枸杞富含丰富的维生素 A、维生素 B 以及多种氨基酸，补肾明目的效果非常好。枸杞中还含有丰富的玉米黄质，这是枸杞之所以能够护眼的首要功臣。玉米黄质同叶黄素一样，都被认为是眼部的"天然墨镜"，对保护眼睛不受外界刺激的效果自不必说。此外，枸杞还可以用作慢性眼病的辅助治疗。职场朋友可以用热水冲泡适量枸杞，待水温稍凉后加入适量蜂蜜，护眼、养生两不误。

10. 菊花茶

菊花清肝明目，富含维生素A，对保护眼睛健康非常有好处。菊花泡茶能提神醒脑、明亮双目，视力模糊、视网膜炎以及眼底瘀血等眼部病症都可以用菊花来治疗。职场朋友整日在电脑前工作，非常容易引发视疲劳，常饮菊花茶，能够有效缓解用眼过度导致的眼睛干涩。

菊花经常用来和枸杞、决明子一起泡茶，这三种原料都能起到清肝补肾明目的作用，相得益彰，对白领一族来说是非常好的养眼护眼、预防眼睛疲劳的饮品。

●三个偏方对近视大有裨益

近视是无法根治的，只能在避免过度用眼的基础上，配合按摩、食疗的方法加以调养，确保度数不会增加，预防近视导致的眼部疾病。下面这三个小偏方是中医推荐的，对近视眼可以起到一定的养护作用。

1. 猪肝羹

将200克猪肝切小片，放到锅中，加水适量，文火慢炖；将熟时放入切成段的葱白、调入豉汁，并打入一个鸡蛋、搅散，加适量盐和味精调味即可。猪肝羹对肝血不足所致的近视有一定的调养效果。

2. 鸡肝粥

将150克鸡肝切成小块，同100克大米一同煮粥，加适量盐和味精调味。鸡肝也可以换作猪肝或羊肝。动物肝脏富含维生素A，对近视、眼花能起到一定的防治效果。

3. 菠菜猪肝汤

取等量的菠菜和猪肝（各150左右）：菠菜洗净切段、焯水；猪肝切小片，加入少量食盐、味精和淀粉；锅中留水，待煮沸后加入姜片、葱段，稍后将猪肝和菠菜放进去，熟后即可食用。这道汤菜对血不养肝引起的近视有缓解功效。

Chapter 4

第四章
职场隐形杀手：
电脑病你中了几招？

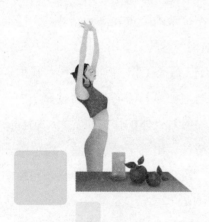

电脑的出现缩短了距离，浓缩了空间，

改变了我们的生活方式，

为工作和生活带来了许多便利，

但同时，每天对着电脑工作的职场白领们也产生了许多健康隐患。

除去久坐电脑前造成的干眼症、浑身酸痛之外，

电脑本身所带来的健康问题也不容小觑——

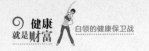

电脑病最难躲，白领族最受伤

被辐射的滋味不轻松

作为出版社的编辑，天生丽质的圆圆每天都要对着电脑做选题、审稿件，忙起来的时候同时要修改四五本，加起来好几十万字的稿子，在单位完不成的话就带回家来接着做。时间一长，原本白皙娇嫩的脸蛋变得干燥枯黄，还经常感觉头晕、胸闷，不用说，这些都是电脑辐射惹的祸。

职场白领们每天都要同电脑打交道，而以每天工作 8 小时计算，其中要对着电脑的时间至少也有 5 个小时，有时遇上加班的话甚至要超过 8 个小时。这样对健康是非常不利的，电脑产生的辐射对人体的伤害非常大，它容易使人感到头晕、头痛，浑身乏力，提不起精神，出现干燥、细纹、痘痘等诸多皮肤问题。长期处在电脑辐射的包围中，还会影响到人的精神状态和睡眠质量。

我国互联网信息中心发布的数据显示，截至 2011 年，我国的网民数量已经突破了 5 亿，这其中白领的数量要占到一半以上。白领们虽然深知电脑辐射对身体有很大伤害，却还是不得已在辐射的环境中工作，久而久之，这一"隐形"杀手便在无形之中夺取了健康——

●了解电脑辐射的危害

对视觉系统的危害：视觉系统对电脑辐射的感知最为敏感，最直接的反应就是眼睛酸胀、疲劳、易流泪，严重一些的就是视力下降，甚至有罹患白内障的危险。

对心血管系统的危害：长期对着电脑工作对心血管系统的影响是慢性的、巨大的，主要表现是心悸、心律不齐、心脏搏动变慢、心搏血量减少，甚至会引发心脏病。

对消化系统的危害：电脑辐射会破坏人体的代谢功能，使新陈代谢减缓，造成毒素在体内积存，无法排出。

对免疫系统的危害：电脑辐射会使体内白细胞数量减少，从而降低人体的免疫力。

对生殖系统的危害：长期受到电脑辐射的男性精子质量会比较低，同时长时间的电脑辐射还容易造成女性内分泌紊乱。

由于电脑辐射对人的伤害是长期的、慢性的，因而不容易引起人们的重视。对此，一定不可以掉以轻心，要在生活中多加防范——

●远离电脑辐射的"十面埋伏"

注意通风：封闭的室内辐射会不断肆虐，而经常通风换气可以减轻辐射的危害。

保持办公环境的干净整洁：经常打扫办公室，清除附着在桌椅上的辐射粒子，同时要注意室内最好少放闲杂物品尤其是金属物品，避免电脑辐射发生反射，对身体造成更大伤害。

尽量使用液晶显示器：液晶显示器的辐射会低一些，同时画面更加柔和，不容易对视力造成损伤。

和屏幕保持距离：人体距离显示屏越近，所受的辐射就越大。因此，办公时要注意和电脑屏幕保持一定的距离，方便操作即可。

安装滤色板：在屏幕前安装滤色板也是减轻辐射的好办法。

在办公桌上放置仙人掌：仙人掌能够吸收辐射，这是许多人都知道的小常识。常对着电脑工作的职场朋友不妨在办公桌上放一株仙人掌，让它来帮

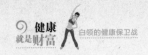
自己抵挡辐射。

　　勤洗脸：由于皮肤会出油，因而会吸附一定量电磁辐射的颗粒。最好的解决办法就是勤用清水洗洗脸，以减轻电脑辐射的伤害。

　　增强体质：好的身体就有好的抵抗力，平时要注意多运动，这样不仅可以强身健体，也能预防疾病，增强对电脑辐射的抵抗力。

鼠标手：躲不掉的腕管综合征

　　瑾宇是一名设计师，最近刚加班加点地完成了一项工作，本来应该感到轻松的，可是他却怎么也轻松不起来。最近他经常感觉自己的手部发酸发麻，按几下还会有痛感，开车的时候总感觉手腕不灵活，拎东西也感觉很吃力——不用说，这肯定是患上了腕管综合征，也就是我们平时说的"鼠标手"。

　　"鼠标手"在医学上被称为腕管综合征，指的是人的手腕处的神经和血管长期受到压迫，而产生手指主要是食指和中指的僵硬、麻木，以及手部无力的现象。对于职场白领来说，"鼠标手"产生的原因主要是长时间操作电脑，手部长期处于紧张状态，导致腕管部位的神经被压迫，无法实现其传导功能；同时手部活动过于频繁，也容易造成关节损伤。由于女性的腕部较之男性要更为纤细，所能承受的压力也比较小，在同样的劳动强度下，女性患上腕管综合征的可能性要高于男性。

●看看你是否患上了"鼠标手"

　　"鼠标手"作为一种病症，与平时手部运动较多或强度较大时产生的不适感是有本质区别的。下面来认识一下"鼠标手"的表现。

1. 手部经常性地有僵硬、酸痛感。主要是手指和手腕不适感比较重，有时上臂和手肘也会受到牵连。

2. 时常感到手部发麻，手动的时候感觉不是很明显，一旦停下手中的动作，麻的感觉会加剧，而且会有刺刺的痛感，食指和中指感觉比较明显。

3. 做手掌的伸展和握拳等动作时都有受限的感觉。

4. 手指的协调能力明显降低。

5. 平时拎着很轻松的物品现在感觉拎不动，手部无力。

6. 睡觉的时候手部不适感比白天严重，经常感觉麻木、疼痛，有时痛感会从手部上升到上肢甚至肩部。

●让手腕保持灵活

"鼠标手"看起来事小，甚至是一个"无名无分"的病症，但是它给职场人士的日常工作及生活带来的不便可是相当恼人的。因此，在平时操作电脑的时候，一定要加以重视，避免患上"鼠标手"。

想要保持手腕的灵活，最好做到以下几点：

1. 电脑的摆放

键盘、鼠标等物件要摆放在和身体距离合适的位置，以操作电脑时肩部和肘部之间的部分能够贴近身体，而上身又无需前倾为宜。键盘一定要摆正，这里的"摆正"不仅指键盘不要歪斜，还要注意应该使其固定在身体的正前方，这样是最不会给手部带来负担的摆放位置。

2. 手部要有支撑

在使用鼠标的时候，不要让手臂悬在空中，手臂最好搭在桌沿上，同时用手臂的力量来操作鼠标，而不是仅仅靠转动手腕来使其移动。因为这样看似省力，却为腕部"过劳"埋下了隐患。此外，购买鼠标垫时可以选择带有腕部护垫的，这样能够给手腕一个柔软的支撑力，避免腕部神经和血管长期受到压迫。

3. 修炼"全能手"

尽量多掌握一些快捷键，这样能够有效减少使用鼠标的次数，而且由于少了手部移动的动作，也更加节约时间，有助于提高工作效率。同时，有

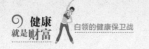
些操作需要较长时间使用鼠标时，可以试着换换手指操作，让大拇指、无名指、小指都参与到工作中来，并时常轮换，这样就能有效减少食指和中指的使用频率，同时也使其余的手指参与了锻炼，会使手指更加灵活。

4. 劳逸结合

无论时间多么紧迫，都不要一直握着鼠标、敲击键盘，记得经常伸展一下手部，再使劲握拳，或者两手互相按揉一下。这些小动作不仅耽误不了多长时间，还能够很好地使紧张的手部肌肉和神经得到放松，减轻患上"鼠标手"的危险。

屏幕脸：淡漠的脸蛋，冷漠的人际关系

科技的进步为生活带来了翻天覆地的变化，为社会更是创造了许多财富。然而与此同时应运而生的诸多"高科技病症"也是不容忽视的问题。一位白领曾经在日志中写下这样一段话：不知道从什么时候开始，手机、PSP、电脑等电子产品成了生活中最亲密的伙伴，我们每天同这些电子产品在一块的时间甚至比和父母在一起的时间都长；我们的交流由言语上的沟通转移到了屏幕上，知心话成了冷冰冰的键盘间的敲击，喜怒哀乐演变为显示器上的各种表情图标；我们变得不爱说话，也不爱笑，成了面无表情的"木头人"。

相信这位朋友的表述符合好多职场白领的心声，大多数白领族每天上班后便埋头于自己的格子间处理工作，偶尔得闲也是上上网、打打游戏，有了心事也不愿意与人分享，长此以往，练就了一张面无表情的"屏幕脸"——

楚昕：好不容易处理完一件棘手的工作，想要和人分享一下的时候，一抬头看到周围的同事全都面无表情地对着自己的电脑，不知道是在工作还是在做别的什么事情，也不敢去打扰，那种激动的心情一下子就不见了……

米言：上学的时候自己非常活泼，是全班的"开心果"，可是参加工作之后却变得很沉默，不像以前那样爱说爱笑了。起初我以为是刚参加工作，和同事不熟悉的缘故，可是工作都已经一年的，整个办公室的气氛一直都是

那种很沉闷的状态。

对于"屏幕脸"这个词，听起来似乎有些陌生，不过看了它的症状表现，你一定会觉得似曾相识：

"屏幕脸"是指长期面对电脑工作的人易产生的一种情况，不能称之为病症，因为还没有严重到需要到医院就医的程度，不过它是一种心理处于非常态的外在表现，表明了人际关系的被动性和冷漠。

职场白领们由于经常和电脑或者其他的电子产品打交道，有时是因为工作繁忙，这是客观上的原因，有时则是因为主观上就不愿意与他人沟通和交流，长期下去，就在不知不觉中形成了一张像电脑屏幕一样的脸：面部表情僵硬，即便在面对他人的时候也转变不过来，因而人际关系日渐淡漠。

此外，电脑辐射产生的粒子会附着在人的脸上，再加上皮肤清洁没有做到位造成的灰尘沉积在毛孔内，久而久之，皮肤变得干燥、粗糙、斑点、细纹逐渐增多，严重的话还会满脸痘痘，这也是"屏幕脸"的不良后果之一。

有几大机构曾联合举办过"中国城市健康状况大调查"，调查结果显示，我国的职场白领每天面对电脑的时间普遍超过6个小时，试想一下，如果在这期间，白领族始终埋头处理工作、上网聊天，而不与他人交流，那么患上"屏幕脸"的人日渐增多也就不难理解了。

目光呆滞、表情木讷、不善表达、缺少笑容，这是"屏幕脸"的主要表现，同时也表明了现代职场中冷淡而疏离的人际关系。这种看似已经成为常态的现象实际上是不正常的。在工作中，如果人人都保持一张"屏幕脸"，相互交流与合作都成了最基本的问题，那么工作怎能顺利进行呢？

●积极应对，拯救"屏幕脸"

1. 面部按摩

许多时候，"屏幕脸"的产生并不是我们要主观控制自己的表情，而是由于面对电脑太久，面部肌肉有些僵硬，对一些情况已经无法作出及时的反应了。因此每隔一段时间做做面部按摩是个不错的办法。把手洗干净以后，

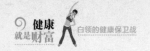
双手托住面颊轻轻向上推，并保持数秒，这样不仅能够缓解面部僵硬的情况，还能防止面部下垂，有美容的功效哦。

2. 及时清洁

在单位使用电脑工作时要经常拿纸巾轻轻擦拭面部，吸去过多的油脂才不会使灰尘存积；晚上睡前如果上过网，务必要细细清洁面部，不要直接睡觉，这样对皮肤的伤害是很大的。

3. 多照镜子

由于"屏幕脸"的产生通常是不自知的，因此白领朋友们不妨在办公桌上立一面小镜子，这样在工作中也能随时看到自己的面部表情，如果镜子里出现了一张面无表情的脸，就可以及时作出调整。同时照镜子还能够让我们随时检查自己的仪表，让自己更加自信。此外，多对着镜子练习微笑，久而久之，不但"屏幕脸"会消失不见，你还会发现自己有着意想不到的好人缘。

4. 面部来做操

结束一部分工作以后，不要急于开始接下来的工作，让自己紧张的神经松弛一下，也让大脑休息休息。这时可以让面部做做操，例如模仿吹气球的动作鼓起双颊，再慢慢把气吐出去，也可以依次读一读"啊""爱""衣""哦""屋"，这些方法都能够有效松弛面部神经，避免面部肌肉发僵。

5. 主动与人沟通

很多时候，别人摆给我们一张"屏幕脸"并非出自有意，而是他本人并不知道自己的面部毫无表情，这个时候如果你退却了，无疑会致使人际关系越来越冷漠。其实只要积极开口与人交谈就会发现，大家都是愿意互相沟通的。

远离电脑病，健康多一点

24 小时电脑保健养生法

在这个科技引领经济的时代，电脑在工作中的地位是不可或缺的，因而我们只能努力去适应由此产生的一系列问题，并且采取积极的预防措施，让身心都远离电脑综合征的困扰，健康工作，快乐生活。

1. 8：00 喝杯绿茶

绿茶富含维生素 A 原，维生素 A 原能够在人体内转化成有助合成紫红质的维生素 A，这有助于保护久对屏幕的双眼；同时，绿茶可以有效增强人体对电脑辐射的抵抗力；而绿茶中的营养元素又能够排除毒素、滋润皮肤，在抗击电脑辐射的同时美容养颜；此外，在开始一天的工作之前喝杯茶水，其提神醒脑的作用也是有益于提高工作效率的。

2. 10：30 双手互相按摩

开始工作一个半小时以后，虽然精力还很充沛，但是负责敲打键盘、挪动鼠标的手部已经稍感疲惫了，这时候不妨停下来，做做手部运动，让两只手互相揉捏一下，有助于消除持续工作造成的肌肉和关节紧张，防止"鼠标手"。

3. 11：30 午间休息

完成了上午的工作，午饭一定要吃得营养，和同事一起边用餐边聊聊昨晚看的电影吧，这是相互沟通感情的好时段。你会发现，工作起来严肃认真的同事这时候也是妙语连珠的。

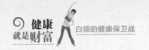

用完餐后可以出去走走，也可以小睡一下。暂时远离工作，好好让自己放松一下吧，这些都能让你有充沛的精力应付下午的工作。

4. 15：00 起身活动

又工作了两个小时，脑力消耗比较严重，而且浑身也有了酸痛不适的感觉。这时建议暂时放下手里的工作，起身到窗边举目远眺，再转动一下颈部，最好双手背后做几个下蹲起立，时间没有消耗多少，回到座位后你会发现自己又充满了干劲。

5. 18：30 来点螺旋藻

螺旋藻含有丰富的营养元素，对人体有很好的补益作用。此外，它强大的抗辐射功能也一直为人们所乐道。螺旋藻适合在饭前食用，能够起到增强抵抗力、缓解机体疲劳、延缓衰老的作用。

6. 19：00 晚餐为健康加分

吃一顿清淡、营养丰富的晚餐，让自己从工作中跳脱出来，静静享受和家人、朋友在一起的时光。吃饭时不要开着电视，也不要摆弄手机，这两样物品都有辐射，同时它们会吸引你的注意力，让人在不知不觉间吃下大量的食物，给体重增加负担。

7. 22：00 上床入睡

保持晚上 10 点至 11 点睡觉的习惯，能够让人保持充足的体力，如果睡觉前看过电视或对着电脑，要使用洁面乳清洁面部后再睡。

对着屏幕工作，我们都要爱"面子"

许多职场朋友都有这样的困扰：在面对电脑一整天之后，皮肤往往会变得发黄、没有神采，严重的甚至会出现小疹子等过敏症状，这对"爱面子"的职场白领们来说打击可不小，皮肤出现状况往往会使人变得不自信，进而引发烦躁、焦虑等不良情绪，对工作状态的影响也很大。

对电脑屏幕过敏是由于电脑在开机时，屏幕周围会形成一个电磁场，它所产生的静电会吸引大量悬浮于空气中的粉尘，而人在对着显示器工作的同时，这些粉尘便会使敏感的面部皮肤受到刺激，从而出现痘痘、疹子等过敏症状。

要想在客观上防止电脑辐射对皮肤造成的损害，可以从以下几个方面着手：

1. 保持桌面整洁

这个习惯不仅能让工作变得更有条理，同时，由于少了堆积如山的物品，粉尘的数量也会相应地减少。

2. 经常清洁屏幕和键盘

使用专门的抗静电剂清洁电脑各物件，可以避免过多的灰尘沉积在缝隙中，同时也减轻辐射。

3. 注意开窗通风

流通的空气能使人吸进更多的氧气，保持头脑清醒，也可以带走部分粉尘，不让它们聚集在静电场的周围。

4. 在办公室内养一些植物

除了仙人掌外，绿萝、吊兰等植物都很适合养在办公室内，它们不仅能够美化环境、净化空气，同时也是吸收粉尘的一把好手。

积累健康习惯，还您通透皮肤

除了上述方法外，还有一些习惯也有助于防止电脑辐射造成的皮肤敏感：

1. 坚持涂隔离霜

不要小看了涂在皮肤表面的一层隔离霜，它不但能够阻挡灰尘，还能够阻挡部分电脑辐射。每天在出门前涂一层薄薄的隔离霜，到下午的时候再补擦一次，就能有效起到防止辐射、缓解过敏的作用。需要注意的是，隔离霜虽然能够阻隔灰尘和辐射，但由于其本身含有一定量的油脂，因此仍然会吸附一些粉尘及杂质，所以在回到家后必须仔细洗脸。

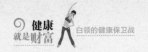
2. 每天喝一杯酸奶

众所周知，酸奶能够促进肠胃蠕动、排毒养颜。同时，酸奶富含蛋白质、维生素及微量元素，还含有大量益生菌，能够起到滋润皮肤的作用。此外，有研究表明，酸奶中富含 B 族维生素，能够有效防止电脑辐射对皮肤造成的损伤，并能起到抑制电脑辐射造成的体内淋巴细胞数目减少的作用。

3. 每周做一次清洁面膜

电脑屏幕周围的粉尘一旦侵入皮肤，便会深入皮肤的毛孔，而日常的清洁程序很难将其清除。可是若放任它们待在毛孔中，又会对毛孔造成堵塞，影响皮肤细胞的更新和代谢。因此，定期做一次清洁面膜是很有必要的。清洁面膜能够将毛孔内的灰尘和废弃角质一并吸出，使毛孔恢复畅通。

4. 常饮木耳红枣汤

红枣是养血补血的佳品，对美容养颜的作用是很大的。而木耳，无论是黑木耳还是白木耳，都有很好的吸附体内灰尘、清除体内垃圾的功效，同时，木耳富含胶原蛋白，能够增加皮肤弹性，使皮肤嫩白丰润。因此，长期面对电脑的朋友可以常喝木耳红枣汤来解决电脑辐射造成的皮肤问题。

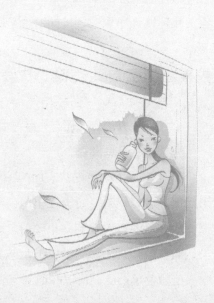

Chapter 5

第五章
久坐不动带来病

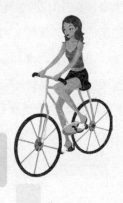

处于现在这样一个知识经济的时代,

职场白领们只要坐在舒服的椅子上,

点点鼠标、敲敲键盘、打打电话便可以处理好许多工作。

然而,坐着办公虽然免去了劳身之苦,

身体却长期得不到锻炼,

颈椎病、肩周炎、腰部疾病、腿部血栓……

各种久坐不动造成的病症总会不期然地找上门来。

所以,想要健康的身体,

一定不能"坐"以待毙!

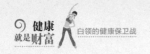

颈椎病：让你抬不起头

是什么让你"抬不起头"？

雅莉是一家公司的文秘，平时上班需要经常坐在座位上不断地整理文件、撰写文稿，用她自己的话说"忙起来总感觉天昏地暗的"，工作忙一点倒是不要紧，处理好的稿件总能带给雅莉一丝丝的成就感，但是最近雅莉总是感觉不那么舒服：脖子总是酸痛难忍，头往上抬的时候也是痛得不得了，旁边人叫的时候猛地一转头还会头晕，到医院检查时医生告诉雅莉她患上了颈椎病。

颈椎病又叫颈椎综合征，是指颈椎劳损、椎间盘变形以及颈部骨质增生造成颈部神经、血管和椎动脉等部位持续受到刺激和压迫，因而出现颈椎部位一系列功能障碍的综合病症。颈椎病其实是一种退化性疾病，以往多见于中老年人，近年来白领一族的颈椎病发病率逐年提高，这说明年纪轻轻的职场白领

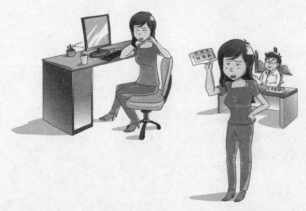

们的颈椎老化状况已经非常严重了。有人笑称进了职场与颈椎病就只有一步之遥，颈椎病俨然成了职场人士的职业病。职场白领们由于长期伏案工作，姿势又总是保持不变，加班加点更是家常便饭，这样非常容易造成颈部关节和肌肉僵硬、疲劳，从而引发颈椎病。

一项最新的临床调查结果显示，我国的颈椎病患者已经超过 1 亿，这其中有四成是年轻的职场白领。在为社会创造高新技术和巨额财富的同时，白领们开始难逃颈椎病的困扰。白领们坐着办公、开会，看似舒服，却给颈椎病的发生埋下了隐患。

许多人认为颈椎病不过是脖子不舒服，没什么大不了的，只在感觉酸痛的时候揉一揉、捶一捶，不去重视。其实，颈椎连接着头部和躯干，其中多条神经、血管密布交错，是心脑血液循环的必经之地，在人体神经中枢上是非常重要的一个部位。所以，颈椎部位一旦发病，会连带着引发身体许多部位的疾病，对健康造成极大的威胁。

北京市疾病预控中心健康教育所李主任表示，颈椎病病发时的表现不仅出现在头部和颈部，所谓"牵一发而动全身"，它的危害不容小觑：

1. 颈部疼痛不堪，手、臂、肩、背均被连带着酸痛僵硬。
2. 引起头晕、头痛、耳鸣、耳堵、眼花、反应迟缓以及记忆力下降。
3. 严重一点的会恶心、呕吐、卧床不起，甚至发生猝倒。
4. 造成血压失调、心脑血管疾病。
5. 引起心慌、气短、心律不齐，胸部总有束缚感。
6. 引发慢性胃炎，造成肠胃功能紊乱。
7. 导致身体机能早衰、情绪不稳等，加重亚健康状况。
8. 隐蔽性很强，患病早期和中期不容易引起患者的重视，末期则有可能致瘫。
9. 若患上的是脊髓型颈椎病，则有可能导致大小便失禁、四肢瘫痪。

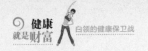
●颈椎病为何"青睐"职场白领？

对于白领一族来说，造成颈椎病的最主要原因就是久坐不动。坐在椅子上身体前屈，颈部关节、肌肉、神经等长时间处在不协调的受力状态，如果不稍加运动予以缓解，久而久之颈椎劳损越来越重，颈椎病也就随之而来。此外，造成颈椎病还有以下原因：坐姿不正确，桌椅之间的高度比例或距离不对；颈部受凉，冬季保暖做得不够或者夏天颈部直接吹到空调的凉风；睡觉姿势不当，对颈椎造成压迫；枕头不合适，躺着看书、看电视；其他疾病感染，如咽喉炎或上呼吸道感染这类常见疾病，它们的炎症可以通过淋巴系统朝颈椎部位扩散，也会诱发颈椎病。

上面提到过，在颈椎病的患病早期，它具有很强的隐蔽性，很容易被白领朋友忽视，对照下面的症状，自查一下你的颈椎是否健康。

●看看你的颈椎是否已经向你发出求救信号？

1. 脖子总感觉僵硬、疼痛，向两侧扭转时伴随阵阵眩晕感。
2. 头、颈、肩、背、手臂时常感到酸痛，活动一下也得不到缓解。
3. 经常落枕。
4. 手臂、手指经常麻木或发生放射性疼痛。
5. 经常头晕目眩，严重时伴有恶心、呕吐，耳中有异物感。
6. 站立时闭上眼睛晃动头部感到眩晕、站不稳。
7. 经常感觉心烦意乱、胸闷气短，内科检查却结果正常。
8. 血压不稳、心律不齐，无缘无故的面色潮红、身体冒汗。
9. 睡眠质量差，记忆力下降，无法集中注意力。
10. 下肢沉重，双脚发麻，步态不稳。

以上这些症状如果发生了两条或两条以上，那么你的颈椎可能已经出现问题了。虽然看起来只是一些小毛病，但如果不予以重视，对健康会造成非常大的不良影响。因此，在颈椎病出现一点小苗头的时候，一定要及时到医院检查，同医生沟通，采取相应的治疗手段，这样才能有效遏制疾病的发展趋势，使颈椎恢复健康，不让自己后悔莫及。

捍卫颈椎健康，教你几招

对所有的疾病来说，都是预防优于治疗，颈椎病也不例外，如果在日常生活中提高健康意识，做好防范措施，颈椎病也就没有了发作的空间。做到防患于未然，身体机能才会持续正常运转，忙碌而有意义的工作也就不会受到颈椎病的打扰了。下面就是捍卫颈椎健康的日常注意事项，可以帮助白领朋友们做好颈椎保健。

●注意坐姿

伏案工作时，无论是进行电脑操作还是阅读写字，身体都要自然放松、挺胸抬头，上半身与大腿、大腿与小腿都要呈 90°；应调整好桌椅间的距离，保证工作的时候桌子和胸口相隔 10 厘米左右，肘部撑在桌沿位置时，双手可以搭在键盘上；还应使电脑屏幕的位置略微低于视线水平线。

●经常活动

长时间静坐不动对眼睛、颈部、腰部乃至全身各个部位的健康都是不利的，因此，一定要适时动一动。每隔一个小时让身体放松一下就好，站起来稍微舒展一下身体，到洗手间洗个手，到茶水间倒杯水喝都可以。手头的工作实在腾不出手的话，也不要坐着不动，可以抬抬脚后跟，或者左右晃动腰部，让头部在空中写"米"字……不要小看这些小动作，它们可以很好地让紧张的身体得到放松，防止久坐造成颈椎僵硬、麻木。

●注意颈部保暖

无论在冬季还是夏季，都要注意不要让颈部着凉。寒冷会造成肌肉收

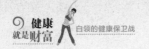

缩，这对已经很劳累的颈部无疑是个很大的负担。冬天出门前一定要戴好围巾，保证颈部血液流通顺畅；夏天穿吊带衫、吊带裙的白领女性要在办公室内准备一件空调衫，防止颈部受到空调凉风的侵袭。

●选择合适的枕头

枕头是在睡眠时维持颈椎曲度，使颈部和头部得到相对固定，保证颈部肌肉得到放松的重要工具，因此，一定要为自己挑选一个合适的枕头。一般说来，透气性好、质地软硬适中，能够根据睡眠时颈部位置的变化调节高度的枕头就可以对颈椎起到很好的保护作用。此外，要调整好枕头的高度，让枕头能够很好地维持颈椎的生理曲线。枕头过高会造成颈部向前屈伸，造成颈部肌肉紧张，而枕头过低则会导致过多的血液充滞在头部，同样对健康不利。

●正确的睡姿

睡觉的姿势也很重要，正确的睡姿可以放松身体，消除疲劳，对颈椎来说则能够保证血液循环，避免颈部神经受到压迫。习惯仰卧的白领朋友要注意，睡觉时颈部要最大限度地接触枕头、保持后仰，不要只枕一点点，也不要让颈部悬空；侧卧时，肩部应和枕头一样高；一定不要趴在枕头上睡觉，这样不仅无法放松颈椎，还会造成颈部血流不畅。

●按摩穴位

如果某段时间工作过于繁忙而造成颈椎不适，可以试试按摩下面这两个穴位，对短期内的颈椎酸痛能起到不错的缓解作用。如果颈椎长期疼痛难忍，还是应该及时就医。

1. 推压大椎穴

微微低头，手抚在后颈上找最高隆起的点，这个点下面凹陷的地方就是大椎穴。按摩时先用手指按住大椎穴，向上、下、左、右四个方向推压，然后轻轻画圈按揉即可。

2. 点按风池穴

后颈上可以摸到两根相对较粗的筋，风池穴位于这两条筋外侧边缘的竖窝内，也在发际的凹陷处。按摩时双手的手指肚在风池穴上进行点按即可，不留指甲的白领朋友也可以用指尖对该穴位进行按压刺激。

●做做保健操

在时间充足的情况下，可以做做下面这些颈椎保健操，这些动作能够对颈部功能进行锻炼，对颈部肌肉进行舒展和拉伸，对预防颈椎病有很好的效果。

1. 颈部转动锻炼

取站立姿势，两脚打开与肩同宽，双手叉腰。头部轻轻向左转，达到极限后停顿 5 秒钟，再慢慢转回来，继续以同样的方式向右转。重复做 10 次。

2. 颈部伸缩锻炼

取站立姿势，肩膀自然下垂。尽量抬头，牵引颈部尽量向上伸，同时控制住身体，不要不由自主地一块向上使劲，要感觉颈部被拉伸并停顿 5 秒，然后尽量回缩。重复做 8~12 次。做这个动作的时候颈部的伸缩看起来可能不是很明显，事实上对颈部的保健效果是很好的。

3. 后颈前拉锻炼

身体端坐在椅子上，微低下头将双手在后枕部交叉，然后用力向下压头部，同时下巴收向胸口，做到颈部有拉扯的微酸感觉最好，保持这个姿势停顿 10 秒，慢慢放松，恢复正常姿势。重复做 5~8 次。

4. 灵活颈椎锻炼

坐在椅子上，后背紧贴靠背，目视前方，头向左侧肩膀歪，尽可能地打开角度，停顿 5 秒，回复初始姿势，然后再向右侧歪。左右各做 5 次。

5. 头手互压锻炼颈椎

把左手贴在头的左侧，向右推，同时头部要向左使劲，保持 5 秒，然后放松，换右侧；同样的，将任意一只手贴在额头上，头和手互相施压，保持 5 秒，松开手放松，然后再把手放在后脑勺部位，重复上面的动作。四个方

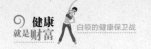

向各做 5 次。

●点滴妙招，保护颈椎

冷敷：如果颈部轻微扭伤，可以尝试用毛巾裹上冰袋进行冷敷。

热敷：当颈部感到僵硬发麻时，可以用毛巾蘸上热水热敷或者洗个热水澡。

少量服用消炎、止痛药：短期内轻微的颈椎酸痛，可以服用阿司匹林等非类固醇激素药物，有助于消炎止痛，若病症得不到缓解应立即就医。

准备一个舒适的靠垫：坐在有靠背的椅子上时，椅子无法完全贴合背部曲线，这也一定程度上加重了颈椎的负担。针对这种情况，可以选择一个软硬适度的靠垫，帮助后背直立放松，也可以为颈椎提供更加有效的支撑。

颈椎保护垫：对于开车族来说，颈椎保护垫可以托住颈椎，避免长时间驾驶造成颈部肌肉僵硬、紧张。

减少打电话时间：无论使用电话机或是手机，打电话时人都习惯于颈部稍稍倾斜，长时间地"煲电话粥"，容易让颈部始终保持倾斜姿势，从而导致颈椎酸痛。

睡稍硬一点的床垫：床垫过软，身体容易下陷，会致使颈部前屈，造成颈椎部位肌肉紧张，关节得不到放松。

搬抬重物应当心：弯膝下蹲，尽量保持脊椎直立，搬抬起重物后，要挺起上身，使重物尽量贴近身体，而不要一直弯腰驼背地前行。

放松心情：心情放松才能使身体放松，从而缓解工作压力带来的颈部肌肉紧绷，不至于引起紧张性肌肉疼痛。轻松愉悦的心情也能保证工作的最佳状态。

肩周炎：人人都要一双灵活的臂膀

谁冻结了你肩膀的自由？

温迪是一名建筑设计师，平常工作十分忙碌，还经常加班加点，回到家已经是深夜。最近他经常感觉右肩部位又酸又痛，抬胳膊都十分吃力。工作的时候只能用手指操作电脑，肩膀尽量保持不动，动一下都痛得不得了。几天后温迪终于吃不消了，到医院一检查，医生告诉他得了肩周炎。

肩周炎，全称为肩关节周围炎，是肩关节周围肌肉、韧带、肌腱、滑囊、关节囊等软组织损伤、退变而引起的关节囊和关节周围软组织的一种慢性无菌性炎症。患病后肩关节疼痛难忍，且痛感会蔓延，患病初期表现为阵痛，继而会产生运动障碍。由于患者多在 50 岁左右，所以有人称肩周炎为"五十肩"。患者时常会感觉有凉气在肩部进出，这其实是风寒侵入体内，导致气血不畅引起的，故传统医学也称之为"漏肩风"。另外，患病者肩关节发僵发木，感觉好像被冻住了一样，所以又把它叫作"冻结肩"。

肩周炎是一种发病率较高的疾病，世界卫生组织 2010 年的统计数据表明，肩周炎患者大约要占总人口的 3%，每 50 个人中就至少有一位肩周炎患者。患上肩周炎的女性略多于男性。右侧肩膀的发病率略高于左侧肩膀，双肩都患病的大概占患者总数的 10%。肩周炎作为一种多发病、常见病，给患者的日常生活造成了极大的不便。

值得注意的是，作为一种劳损及功能退化造成的疾病，以往通常是体力

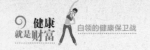

劳动者容易患上肩周炎，而且多见于 50 岁左右的中老年人。但最新的临床资料显示，许多年纪轻轻的职场白领都成了肩周炎患者，这说明，肩周炎的患病年龄大大提前。

白领族长期坐着办公，姿势保持不变，肩关节部分的肌肉、韧带长期处于绷紧的状态，非常容易产生不适感。而当肩部不舒服的时候，多数人都是随便晃动几下便继续投入工作，这就为患上肩周炎埋下了隐患。因此，久坐办公室的白领们一定要重视肩部的健康，不要忽视时常发生的肩部酸痛，这是肩关节在对你提出"抗议"，如果不及时采取措施，等患上肩周炎以后，治疗难度和时间都会大大增加，所要遭受的痛苦以及给生活带来的不利影响也会更多。

●肩周炎的这些症状，你有吗？

久坐不动，肩部自然容易酸痛，但并非所有的肩部酸痛都是由于患上了肩周炎，看看以下肩周炎的主要症状，为自己的健康储备一些知识。

1. 肩部疼痛

肩周炎是一种慢性发作的疾病，在肩周炎的患病初期，肩关节周围的疼痛多呈阵发性，之后痛感会逐渐加重，呈持续性，有时会有刀割一样的疼痛感觉。当肩部不经意受到碰撞、挤压时，通常会引起撕裂痛感；天气变化或过于劳累会使肩周炎的痛感加剧；患病久了疼痛还会向颈部及肘部扩散。肩周炎的痛感夜晚要重于白天，许多患者甚至痛到夜不能寐，尤其不能侧卧而眠。

2. 活动受限

肩周炎发作时，肩部向各个方向的活动都会受到限制，向上伸、向外扩的动作受限尤为明显。肩周炎如果没能得到及时有效的治疗，病状延长并恶化，肩部关节长期停用，会造成肩关节周围的软组织同关节囊相粘连，肩部的活动能力也就随之下降，许多日常活动诸如洗漱、穿衣等均难以完成，更别提上班工作了。当肩周炎严重后，肘部关节的活动也有可能受到限制，比如手臂伸直后无法屈肘，或只能小幅度屈肘，肘部弯曲后手甚至无法触到肩部。

3. 按压疼痛

对于多数肩周炎患者来说，在按压肩关节周围的时候都可以感觉到一些痛点，这些受按压的痛点多在肱二头肌长头腱沟、肩峰至肘部的肌肉附着点等处，其中以肱二头肌长头腱沟的痛感最为常见和明显。也有少数的患者肩关节周围受到按压时成泛型疼痛，却找不到明显的痛点。

4. 畏寒怕冷

肩周炎的临床症状之一是怕冷，冬天一定得厚厚地包住肩部才不会有明显的漏风感，即便在炎热的夏天，吹到了风也会极其不适。

●了解白领患肩周炎病因，防止被病痛"击中"

1. 久坐不动

职场白领们多伏案工作，无论在写字还是操作电脑时，肩部至肘部的动作都非常少，大多数时候是起支撑作用或垂在身侧，久而久之，肩关节得不到有效地锻炼，功能逐渐被废用，这是患上肩周炎最主要的诱因。

2. 姿势不当

许多白领患上肩周炎是由于不良姿势造成的，伏案久坐本就对肩部不利，如果再加上坐姿不当，例如驼着背工作，就更加容易引发肩周炎了。因为长期坐姿不当会造成肩胛骨、肩峰、肱骨等部位处在不正常的用力状态，致使这些骨骼的位置发生倾斜或改变，慢慢造成损伤，引发肩周炎。

3. 风寒侵入

肩部关节受到风寒侵袭而导致关节炎的情况多见于夏季。在炎热的夏天，许多人喜欢冲凉水澡，因而肩膀容易受到凉水的刺激；夏季人人都喜欢纳凉，在屋檐、凉亭等没有阳光射入的地方久坐停留，或者受风淋雨，这是寒邪入侵肩膀的主要原因；另外，办公室里的空调通常都冷气十足，长时间在空调吹出的冷风中工作，感觉上是舒服了，却为肩部患病埋下了种子。

4. 运动强度过大

对于白领们来说，可以做运动的时间非常少，到了放假的时候，便有热

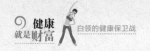

爱运动的朋友抓紧时间进行高强度的锻炼。如果运动前没有做好充分的准备工作，关节没有活动开，而运动又过度用力，在做拉伸、游泳、打球等运动的时候，非常容易造成肩部筋膜劳损，引发肩周炎。

5. 其他疾病影响

有许多临床调查资料表明，患有颈部疾病的人并发肩周炎的可能性极大。因为颈椎病变后其神经疼痛或肌肉痉挛会相应牵制肩部的活动，造成肩部活动被动地减少，引发肩周炎。此外，患神经麻痹、糖尿病、内分泌功能紊乱的患者也容易患上肩周炎，尤其是糖尿病患者，其同时患上肩周炎的大概有 10% 左右。

值得注意的是，肩周炎是一种磨损性、功能退化性的病症，虽然近年来肩周炎的患病年龄大大提前，白领一族们的病患数还是明显少于中老年人的。许多职场朋友在肩部酸痛不适、短期内又得不到缓解时，便理所当然地认为自己患了肩周炎，这种想法是错误的。有些疾病如肩袖撕裂、肩关节受撞击后损伤、肩部肌肉肌腱炎症等，由于病发表现都是肩部疼痛、活动受限，因此非常容易同肩周炎发生混淆。所以，有肩痛症状的朋友要注意，肩部不适，一定要及时到医院查找病因，不可以自己想当然地判断并采取措施，病情被延误后只能为治疗带来更多的麻烦，自己也要承受更多的病痛。

让关节不再"呻吟"

年纪轻轻就患上肩周炎，关节周围时时发出"呻吟"，肩部疼痛难忍……这当然是所有的职场朋友都不愿意让其发生的，所以要未雨绸缪，平时生活多注意一些，就不会为健康埋下隐患了。

●生活中的细节决定关节健康

1. 正确坐姿 + 保证休息

久坐办公室的职场白领一定要注意纠正不良坐姿，伏案工作时双肩要尽量保持平齐，不要一高一低，这样非常容易造成肩部骨骼变形，而承受压力较大的一侧肩部就容易患上肩周炎。此外，还要注意适当休息，每隔一个小时起身活动一会儿，才不会造成浑身酸痛。

2. 常做运动 + 做好热身

闲暇时要加强锻炼，多做运动不仅可以增强体质，有针对性的锻炼对身体各部分的保养也起着十分重要的作用。对于肩关节部位来说，蛙泳、羽毛球、篮球、瑜伽等都是不错的锻炼方式，这些运动可以改善长期伏案工作造成的肢体疲劳僵硬，保持肩部韧带和肌肉的张力及柔软度。运动固然对身体有很大好处，运动之前的热身没有做好可是会使运动效果适得其反的。因此，在运动之前一定要做足准备活动，把关节活动开，在运动进行一段时间后要注意放松按摩。

3. 枕头合适 + 注意睡姿

挑选一个高度合适的枕头，平躺时枕头的高度要符合肩颈部的生理弯度，使肩部肌肉充分放松。肩部经常酸痛，经查又没有患上肩周炎的朋友要注意，这样的肩部不适可能就是伏案工作过于劳累造成的，可以选择一个略呈圆柱状的枕头辅助睡眠。此外，预防肩周炎，或是缓解肩部不适，仰躺着睡觉是比较好的选择，这样才不会对肩部施加压力，让肩部肌肉不再紧绷。

4. 做好保暖 + 远离寒凉

当肩部不再健康的时候，肩部关节和肌肉都是喜热怕冷的，因此，一定要做好肩膀部位的保暖。冬天衣服最好穿厚一点，肩部不适严重的话可以对肩部多加包裹；夏天爱美的女性尽量少穿露肩衫、吊带装，避免肩部直接暴露在空调吹出的冷气中；此外，许多男性喜欢在运动之后冲个凉水澡，这种做法容易对肩部造成刺激，要尽量避免。

5. 穴位按摩 + 肩部运动

在肩部酸痛不适的时候，做做按摩和运动对缓解肩部不适、减少酸痛感、保养肩部是十分有益的。知道了关节炎的成因，有所针对地进行按摩和锻炼，对防止肩周炎的发生有很好的效果。

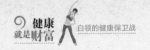

按揉手三里穴：手三里穴位于手肘内侧肘横纹外端，在手肘弯曲呈直角时，顺着横纹外端向前三指宽的位置。先用右手拇指指腹按在左手三里穴上，画圈揉动一分钟，然后换左手以同样的方式对右手三里穴进行按摩，左右各重复三次。

按压肩井穴：肩井穴位于肩峰和脊椎骨连线的中点处。用食指指腹按在肩井穴上画圈按摩1分钟，双肩按摩可同时进行，也可分别进行。

掐揉曲池穴：曲池穴位于手肘外侧横纹外端的尽头处。将右手拇指搭在左臂的曲池穴上，其余手指置于手肘后侧，五指同时用力，掐揉1分钟左右，然后换手继续进行。

捏压痛点：用拇指、食指捏住肩部痛点，进行捏压按揉，然后用手掌内侧对整个肩部进行敲打放松。

捏拿手臂：取坐姿，以右手对左臂进行捏拿，从肩部捏拿到腕部，再从腕部捏拿至肩部，反复5次，然后换手以同样的方法进行右臂的捏拿。

旋摩肩周：取坐姿，将左手置于右肩上，反复旋转按摩，直到手和肩都产生温热感，换方向继续按摩。

双肘挟头：取站姿，两脚分开与肩同宽，双手交叉置于后脑；首先，双肘分开与身体保持平行，随即收拢挟住头部，反复10次。

动肩扩胸：取站姿，两脚分开与肩同宽，双臂抬起，肘部同肩平直，双手置于胸前，手背朝上，手心朝下；两肘同时向外用力，分动双肩，进行扩胸运动。

双臂画圈：取站姿，双手搭在肩部，整个手臂呈回环状；先按顺时针方向绕动手臂，在空中画圈，做10次，然后再按逆时针方向重复做。

手指爬墙：面对墙壁站好，抬起手臂，将食指和中指贴在墙上做爬墙状运动，缓慢进行，可以缓解肩部酸痛造成的胳膊抬不起来之症状。

绕式梳头：可以拿一把梳子，也可以用手指代替；从前额到头顶再梳至后枕部，动作可以尽量夸张，以肩部环状绕动为宜。

后拉毛巾：取一条毛巾，折叠至便于握拽；两手各拽一头，置于身后，一手在右肩上方，一手在左侧腰部，像搓澡一样来回拽拉，重复20次后换方向进行。

以上各方法都有消除肩部酸痛疲劳、舒活筋骨等作用，各方法的次数、顺序可以根据自身情况灵活调整，贵在坚持，不要等到酸痛难耐了再做，每天工作之余做一做运动，既可以消除不适，又能够预防疾病的发生。

●药膳保健肩部

在防治肩周炎的同时，膳食调养能起到很好的辅助治疗之效。

桑枝芪归鸡汤：取桑枝60克、黄芪30克、当归20克、老母鸡1只。将老母鸡处理干净，把以上三种药材并姜片、葱段放到鸡腹中，大火烧开后转小火慢炖两个小时，加盐调味，吃肉喝汤。这道汤具有通络、祛风、补气养血的功效，适用于风湿阻络的慢性肩周炎患者身体虚弱时服用。

白芍桃仁粥：取白芍30克、桃仁20克、大米40克、粳米40克。先把白芍煎水取约300毫升熬制后的汁液；再将桃仁去皮捣烂，加入300毫升的水研出汁液，去渣备用；混合两味汁液，放入大米和粳米煮成稀粥，即可食用。这道粥品可以化瘀血、通经络、止疼痛，肩周炎导致瘀血阻络的朋友不妨一试。

双藤川芎煮蛋：取海风藤15克、鸡血藤20克、川芎10克、鸡蛋两个。将上述三种药材洗净放入锅内，加水煮半个小时后去渣取汁。在药汁中放入两勺红糖煮化，随即打入两个鸡蛋，煮至蛋熟即可。这道汤可以行血活血、舒筋活络，适合肩部血行不畅、僵硬麻木的人食用。

川乌粥：取制川乌5克，粳米60克，姜汁适量。先将川乌头捣碎研末，备用；用粳米煮粥，粥将熟时放入川乌末，转成小火慢慢熬制，粥熟之后调入姜汁和适量蜂蜜，拌匀即可食用。这道粥可以祛寒散湿、温络缓痛，适用于辅助治疗风寒侵袭所致的肩周炎。

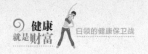

腰部疾病：挺直你的腰板

腰部疾病为何"钟情"于你？

　　27岁的丁威是一名IT程序员，身在这个技术更新换代飞快的行业内，工作强度非常大。每天往电脑前一坐就是七八个小时，忙起来的话午饭都是叫来外卖匆匆吃一点，只有在上厕所的时候才稍微离开一会座位。上班三年来，几乎天天如此。近一个月来，他经常感觉腰部非常不舒服，发麻、发胀，严重的时候四肢也被"连累"得酸痛难耐，给正常工作造成了很大的影响。到医院一检查被医生告知，他患上了腰椎间盘突出。

　　年轻漂亮的琪琪是一家外企的广告部总监，每天除了坐在座位上审理各

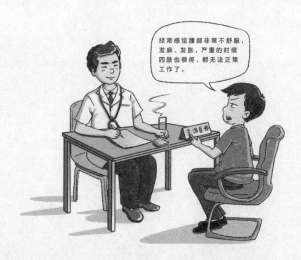

种文案、稿件，就是面对忙不完的应酬和外联。为了以饱满的精神状态迎接接踵而至的工作，无暇好好吃饭和锻炼身体的琪琪每天都要服用好多种维生素片剂，可最近工作仍然感觉力不从心，腰酸背痛时有发生，站着坐着都不舒服，撑不下去了只好去看医生，医生下的诊断是：腰肌劳损。

相信这两位职场白领的情况能够引起许多人的共鸣，当今社会电子化办公的普及程度极高，白领们面对电脑工作的时间越来越长，如此长期伏案工作对腰部的伤害是非常大的，最明显的表现就是经常性的腰酸背痛，严重的可能已经患上各种各样的腰部疾病。其中最为常见的便是腰椎间盘突出、腰肌劳损和腰椎增生。

1. 腰椎间盘突出

腰椎间盘突出是由于腰椎间盘变形、髓核突出、纤维环遭破损，马尾神经及神经根遭到压迫和刺激所造成的一系列病症，简称"腰突症"，是骨科临床的常见病，也是引起腰腿疼痛的主要原因。腰椎的变形也经常并发腰部其他组织部位的病变，比如腰部肌肉、韧带、腰椎间小关节等，从而导致这些部位发生慢性炎症，产生痛感。腰椎间盘同这些部位的疾病互为因果、互相加重，会极大地加重腰腿部位的疼痛。腰椎间盘突出最常见的症状就是疼痛，通常表现为腰痛、背痛以及坐骨神经痛，而坐骨神经痛又表现为臀部和大腿后侧疼痛，并且这种疼痛还会引发小腿外侧和足跟、背部的放射性痛感。

白领一族由于伏案久坐、静多动少，腰椎间盘长期处于高压状态，非常容易患上腰椎间盘突出症。

2. 腰肌劳损

腰肌劳损是由腰部持续负重引起的腰部肌肉的慢性积累性损伤，患病后腰部或腰骶部隐痛呈反复发作，疼痛感会随着劳累程度和天气变化时轻时重。腰肌劳损是常见的腰部疾病，主要表现为腰部一侧或两侧发生酸痛、胀痛、刺痛或灼痛；继而发展到整个腰部有广泛压痛，有时会伴有腰部肌肉痉挛；脊椎弯曲活动受到限制；严重的话痛感会遍布整个后背。腰肌劳损所产生的疼痛多在劳累时加重，休息一下会有所减轻；保持一个姿势不变时加

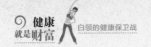

重，勤换姿势时减轻；活动过度时加重，适当活动时减轻。

许多职场朋友在患上腰肌劳损后都有这样的疑问：我这么年轻，又不从事体力劳动，腰部不需要用力，怎么会患上腰肌劳损？其实，恰恰是长期坐着办公的人，腰肌劳损的发病率在逐年增加。北京协和医院骨科专家胡教授指出，坐着不动非但不能放松腰部肌肉，反而会使腰部肌肉始终处在一种紧张状态。腰肌长时间保持紧张不但容易导致疲劳，出现酸痛感和麻木感，还会致使腰部原有的稳固性和支撑度下降，稍微一活动便会受到损伤，且增加慢性腰痛发病的可能性。因此，腰肌劳损并不一定是劳动造成损伤导致的，久坐不动同样会导致腰肌劳损。

3. 腰椎增生

腰椎增生是腰椎部位长期得不到有效锻炼而产生退化，造成椎骨发生病理性增生，属于骨质增生的一种。骨质增生作为一种慢性、退行性的病症，其发病需要一个相对漫长的过程，患病初期有很强的隐蔽性，不易被发现，严重后人的腰部活动会受到明显影响。通常表现为腰部、背部和腿部酸痛，久坐、干活时痛感尤其明显。如果没能得到及时的治疗，腰椎骨质增生加重，可能会导致行走困难或者瘫痪。

大多数职场白领长时间守在电脑前，工作强度大，活动较少，加上坐姿不良，日积月累之下，腰椎间盘处的压力得不到舒缓，而且腰部肌肉长期处在非受力状态，椎骨前缘发生磨损，再加上身体时常过度侧屈，便容易发生腰椎增生。

以往，这些腰部疾病的发病年龄一般在40岁左右，而现今却成了30岁左右的白领一族的常见病，其发病率几乎占到了总发病率的一半，这说明腰部疾病的年轻化程度越来越高。久坐办公室的职场人士由于长期保持着一种姿势不动，腰椎承受着持续的静压，又缺乏必要的锻炼，体质虚弱，腰椎非常容易发生病变。对此，白领朋友一定要加以重视，因为腰部可谓是人体的"中流砥柱"，腰部疾病通常会引发身体上多个部位的疾病，影响日常活动和正常工作，严重的话会影响生活质量。

具体说来，患上腰部疾病最直接的后果就是腰部酸痛，坐立均得不到缓解；同时，腰痛还会伴随着坐骨神经痛；一段时间后会引发下肢疼痛，大腿和小腿经常突发性麻木、无力，成放射性疼痛；任何使腹部压力增加的动作如咳嗽、大笑、打喷嚏、提重物等，都会使腰腿部位的疼痛加剧；腰部活动受到很大限制，伸腰、弯腰等动作均难以完成；腰椎间盘突出还会造成跛行，即行走一段时间后下肢疼痛无力，肌肉有痉挛感，需蹲下或坐下一段时间后才能得到缓解；此外，腰部发病的同时还可能有发热、出虚汗、浑身乏力、食欲下降等并发表现，对健康极其不利。

保护好我们的"中流砥柱"

上下班坐车、工作时久坐、闲暇时打网游……职场白领们的生活状态大同小异。当今社会的生活方式使得人们坐着的时间越来越多，运动的时间越来越少。临床调查显示，这样的一多一少，造成了许多职场人士过早地出现了腰椎老化的趋势。腰椎间盘突出、腰肌劳损、腰椎增生……以往常见于中老年人的疾病开始不断地困扰着年轻的职场精英们。腰部连接着上体和下身，堪称人体的"中流砥柱"，一定要好好加以保护，不让它受到损伤。

● 护腰部，做到"三要""五不要"

1. 要注意保暖

整天伏案工作使得腰部、背部的肌肉均处于紧张状态，这时，腰部神经对外界刺激的感知尤为明显。而凉风和冷气会造成腰部血液循环不畅，容易引发腰酸背痛之感。因此，一定要注意腰部的保暖，冬天注意衣服的下摆不要松口，防止漏风；夏季在空调房内最好穿一件薄一些的针织衫、空调衫，避免冷气刺激。如果腰部不适，可以进行热敷，促进腰部血液循环，缓解酸痛感。

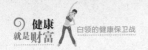

2. 要加强锻炼

对久坐办公的白领朋友来说，常做一些有针对性的腰部锻炼，可以有效地缓解腰部不适，预防腰部疾病的发生。

摇晃腰部锻炼：取立位，全身放松，调整好呼吸，双腿叉开与肩同宽，两手插在腰部两侧，先按顺时针再按逆时针的方向旋转摇晃腰部，幅度由小变大，晃动一圈保持同气息一呼一吸相一致，每个方向转动 30~40 次。

腰部抬起锻炼：取仰卧姿势，以头部、手、脚为支撑，贴住床铺保持不动，腰部和臀部逐渐上抬，然后恢复仰躺姿势，起初不要抬得过高，逐渐在自己可以承受的范围内提升抬起高度。做的同时调整好呼吸，抬起的同时吸气，落下的同时呼气。每天做 40 下，分两次做，中间休息 3~5 分钟。

椎骨绷紧锻炼：取仰卧姿势，身体尽量伸直，放松，随即以枕骨和脚后跟为支撑点，其余部位——肩部、背部、腰部、臀部和腿部一同离开床面向上抬起，绷住，保持 10 秒后恢复仰躺姿势，放松身体。每天做 8~10 次。

3. 要坚持按摩

按摩是缓解腰酸背痛的好方法，通过按摩，可以缓解疲劳、疏通经络，让腰部远离各种易发疾病。

按揉肾俞穴：肾俞穴位于第二和第三腰椎骨之间外开两指的位置。用食指和中指以适中的力道在肾俞穴上按揉两分钟，可以缓解久坐带来的腰部不适。

抓揉后腰：虎口朝下，双手大拇指掐在腰的两侧，其余四指抚在腰椎骨上，双手各手指同时发力对腰部进行抓揉，揉到有些酸痛为止。这种按摩之后，酸痛感会很快消失，还可以消除腰部疲劳。

摩擦腰背：取立位，双脚打开与肩同宽，两手手掌朝外贴在背后，沿着腰的两侧左右摩擦，直到腰部感觉发热为止。

轻叩腰部：两手轻轻握拳，用拳头背面在腰部进行叩打，力道在不引起痛觉的情况下可适当加大。左右两手可以同时进行叩打，各做 50 下。

4. 不要久坐不动

久坐使得腰椎持续后弯，同时令腰部肌肉和韧带绷紧，因而会造成腰椎间盘承受的压力在不断累积增加。长此以往，容易造成腰部骨骼、肌肉的慢性劳损。因此，无论工作多么忙碌，长时间办公的情况下都应该每隔半个小时站立两分钟左右，每隔一个小时起身走一走、动一动，及时地消除腰部的紧张状态，不给腰部疾病发生的机会。

5. 不要持续弯腰

有些工作可能需要弯腰进行，在这种情况下，腰部承受的压力要比正常站立或坐着时大好几倍。因此，持续弯腰的时候，患上腰椎间盘突出的可能性就会增大许多。为了保护腰部的正常曲度，弯腰工作一小段时间后就应该直起身来活动一下，让腰部得到充分的放松。

6. 不要突然用力

不要突然爆发性使力，同样是为了保护腰椎间盘。腰椎间盘位于两块腰椎骨之间，承受着腰椎运动所带来的压力，当腰部突然大力扭动或进行爆发力较大的活动时，腰椎间盘非常容易遭到损伤，造成纤维环撕裂。生活中如果需要提起重物或做打球等运动的时候，一定要先活动一下腰部，使腰椎部位对稍后的活动有一个适应的过程。

7. 不要剧烈运动

对于腰部经常感觉酸痛不适的白领朋友来说，要尽量避免任何会发生碰撞以及需要过度伸展腰部的运动。剧烈的运动会加重腰部的不适感，刺激腰椎产生各类炎症，严重的话会引发各种腰部疾病的发生。

8. 不要贪恋软床

人体的脊柱呈"S"形弯曲，本身带有一个生理弧度，过软的床垫会使脊椎发生不合理的弯曲，造成腰部肌肉持续紧张、僵硬，对腰部的血液循环十分不利，这样一来，睡觉非但无法缓解疲劳，反而会给腰部疾病的发生提供可能。因此，选择床垫时切不可贪恋看似舒服的柔软款，硬度以人躺在上面不会发生凹陷、引起脊柱变形为宜。

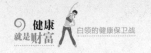

腿部血栓：见缝插针动一动

1，2，3，我们都是木头人

　　余悦在一家证券公司从事客户分析工作，用她自己的话说——每天好像黏在椅子上一样，每周三、周五更是固定的加班日，这两天要连续工作超过 11 个小时，除了就餐和上厕所的时间，一直都要在座位上处理工作。为了保质保量地完成工作，黑眼圈、小痘痘、腰腿部的赘肉早就不在意了。然而，前几天结束加班后，收拾好东西准备回家的余悦还没来得及站稳就摔在了地上。到医院经医生诊断后发现，在她的右腿内侧有一条静脉鼓起了 8 厘米长，刚满 25 岁的余悦患上了腿部静脉血栓。

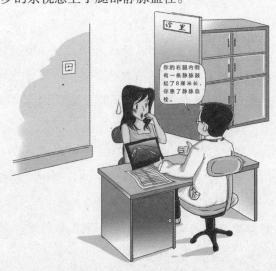

医生指出，像余悦这样年纪轻轻就患上腿部血栓的白领近年来逐年增加。这些职场白领们由于长时间操作电脑，坐姿一直保持不动，下肢静脉血管非常容易出现凝血的情况，同时还伴有腿部肌肉酸软、疼痛、腿肚肿胀的现象；当下肢静脉内的血栓脱落以后，会随着血液循环流到身体的其他部位，如果流到肺部，很容易造成肺动脉栓塞，严重的话会导致猝死。

●职场"木头人"，腿部很受伤

许多职场人士因工作需要经常出差，在搭乘火车、飞机等交通工具时，由于空间狭小，无法活动，身体长时间得不到伸展，整个人好像个"木头人"一样僵坐在座位上，再加之车厢或机舱内空气干燥、气压较低，使得体内血液变稠，非常容易导致腿部血栓的发生。新西兰血栓研究专家比斯利称，只要保持一个姿势四个小时不动，腿部血液就会凝结，造成血栓。因此，长途旅行的人患上腿部血栓的可能性是非常大的。

然而，新西兰的血栓研究专家提供的资料表明，整天坐在办公室内对着电脑工作的白领们比那些因经常出差乘坐交通工具而患上腿部血栓的人要多得多。这个现象不难解释，因为职场白领们坐在办公室里的时间要比出差时乘坐交通工具的时间更长。白领们坐在位置上操作电脑时，精神往往高度集中，除了眼睛和手指，其他部位一概不动，整个就在以"木头人"的状态工作。在这种极其专注和认真的情况下，腿部有轻微的不适也感觉不出来，更不会有意识地活动活动下肢，致使腿部静脉长时间处于受压状态；而腿部距离心脏又比较远，长时间不活动非常容易导致血流不畅，因而血液发生瘀滞凝固，形成血栓就不奇怪了。

●沉默的"敌人"需提防

一般情况下，腿部血栓的发生没有明显的表面特征，不容易感知，甚至医院常规的体检项目都检查不出来，因此，职场朋友们对这个沉默的"敌人"一定得多加小心。

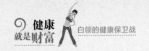
患上腿部血栓最初期的症状是小腿酸痛、肿胀，可能局部伴有发红、发热，走路时会感到刺痛。如果没有及时发现和治疗，下肢静脉会遭到阻塞和破坏，血栓脱落后随血液游走至肺部，造成致命的肺栓塞，致使患者呼吸困难、胸闷气短、胸口钝痛、咳带痰血，若得不到及时救治，就会发生猝死。

虽然，称腿部血栓为沉默的"敌人"是有它的道理的，不过上面所提到的一些诸如胀痛、发热之类的症状并不一定都是患上腿部血栓的人才有的，有时行走过度或运动过量都会造成这样的感觉，因此，有了这样的症状并不是说一定患上了腿部血栓，而是要格外注意，不能自我误诊，也不能掉以轻心。最好的办法还是到医院进行有针对性的检查，听取医生的建议进行治疗。

运动＋食疗，远离腿部血栓

●活动下肢，减少血栓

就腿部血栓而言，无论是预防还是治疗，最好的办法就是时常动一动。此外，还可以采用食疗的办法来缓解——

1. **乘坐火车、飞机时的腿部防护**

对经常需要出差的职场"飞人"来说，在搭乘火车、飞机的时候只要多加注意，就不会为腿部血栓的形成埋下隐患了。乘坐火车时，要注意不要让腿部一直蜷在座位下，可以适时借用邻座的空间做一下伸展动作；也不要一直坐着不动，每隔一段时间站起来活动活动，也可以有效地防止血液凝滞在腿部。乘坐飞机时，想要活动一下可能没有在火车上那么方便，这时可以抬高椅垫的高度，这样一来双腿离地面留有一段距离，就可以来回摆动双腿，促进血液循环了。

2. **办公室内常活动**

这一点反复讲过许多遍了，可见它的重要性。久坐办公的职场朋友一定要经常起身活动一下，这样对缓解颈椎、肩部、腰部的疲劳都有好处，还是防止腿部血栓产生的有效方法。此外，要防止血液在腿部凝固，还可以坐在位子上做做腿部运动，抬起落下、前踢后踢、快速抖动……都是保证腿部血液循环顺畅的好办法。

3. 防止腿部血栓的最佳运动——踢毽子

踢毽子是一项以保证下肢肌肉的协调为前提的运动，是锻炼下肢、促进腿部血液循环、远离腿部血栓的最佳运动。踢毽子时，髋关节、膝关节、踝关节周围这些最容易血液循环不畅的部位可以得到有效的摆动锻炼，提高血液循环的顺畅度，使肌肉更有力量，使关节更加柔韧。踢毽子时，一些高难度的动作如"回头望月""苏秦背剑""雾里看花"等，不仅可看性很强，还可以同时锻炼到身体的各个部位。踢毽子这项运动既能够增强骨骼、关节以及肌肉的功能，又可以有效地防止血液回流障碍类疾病的发生，尤其能够防止久坐办公形成的腿部静脉血栓。

此外，踢毽子对调节神经活动、转换思维、化解压力都能起到很好的作用。午休的时间，大家以"走毽儿"的方式踢毽子，围成一圈，你一脚，他一脚，心情随着毽子飞起下落，气氛非常融洽。因此，久坐办公的职场白领们不妨一试，毽子虽小，锻炼和娱乐的功能俱全。踢毽子不仅可以使我们暂时抛开繁杂的工作，又可以娱乐身心，对健康十分有益。

4. 少穿紧身衣裤

许多爱美的职场朋友喜欢穿紧身衣裤，达到优美身姿、塑造形体的目的。紧身衣裤穿起来虽然靓丽有型，但给身体带来的负面影响却是不容忽视的。穿着紧身衣裤办公很容易造成体内循环不良，加上不经常活动，罹患腿部静脉血栓的危险将会大大增加。还有穿着紧腿靴办公对腿部的伤害也是比较大的，久坐办公室的白领朋友可以准备一双轻便舒适的鞋子放在办公室里穿。

●食疗防护，"吃掉"腿部血栓

腿部血栓的形成主要是久坐不动造成血液黏稠，因此，职场朋友平时可以多吃一些有降血脂、防止血液变稠功效的食物，预防腿部血栓的形成。

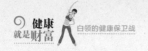

1. 香菇、木耳

这两种食材是素食中的上品，对降低胆固醇、防止动脉粥样硬化有很大作用。香菇中所含的香菇太生可以有效预防血管硬化、降低血压，香菇中还含有能够降低血清胆固醇的成分；木耳中的木耳多糖有很明显的抗凝血作用，常食木耳对清除血液中的代谢废物、防止血栓有很好的效果。

2. 海带、紫菜

这两种海产品除了含有丰富的碘元素外，对防止腿部血栓的产生也起着非常重要的作用。海带所含的不饱和脂肪酸和食物纤维，能够清除附着在血管壁上的胆固醇，海带氨酸能够减少人体对胆固醇的吸收率，从而降低血压。此外，海带还含有大量能够减少血管硬化、降低血液黏度的不饱和脂肪酸 EPA，因此，常吃海带对腿部血栓的形成有很好的预防作用。紫菜中所含的多糖可以起到降血压、降低血清胆固醇的作用，还含有一定量的甘露醇，对久坐不动造成的腿部水肿也能够有效缓解。

3. 洋葱、大蒜

这两种食物都能够有效地延长凝血时间，防止形成血栓。洋葱是唯一一种含有前列腺素 A 的食物。前列腺素 A 可以舒张血管、防止血液过黏，有降血压、预防血栓形成之效，可以说，洋葱是血液的天然稀释剂。大蒜可以减少脂肪血管中沉积，组织和诱导血管内的脂肪代谢，增加纤维蛋白溶解活性，降低血浆浓度，增加血管的扩张度和通透性，从而达到抑制腿部血栓形成的效果。

痔疮：难以言说的苦处

压力大运动少，患病几率就增高

嘉怡在一家外企做会计，每天可以坐在柔软舒服的大座椅上工作，许多需要在外面跑业务的同事对嘉怡的"职业待遇"都非常羡慕。可是，常年这样看似舒服的办公环境却给她带来了不小的麻烦。半年前，嘉怡上厕所的时候发现有便血的症状，因为这种情况时断时续，她并没有重视。谁知道这两个月以来，便血的症状越来越严重，每次便后还会有一个小肉球脱出肛门外，更加尴尬的是有时小肉球缩不回去，走起路来肛门处好像夹了个东西，十分不舒服。更难受的是，排便时肛门周围很痛，随着时间的延长，疼痛感还随着加重。实在难以忍受之后，嘉怡到医院求医，结果是患上了痔疮。

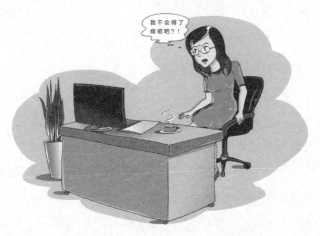

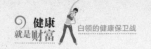

●痔疮有三种，最好都别有

医学上所指的痔疮是肛门直肠底部及肛门黏膜的静脉丛发生曲张而形成的一个或多个柔软的静脉团的一种慢性疾病，包括内痔、外痔、混合痔三种情况。

内痔：发生在肛门管的起始处，主要症状是便血，严重一些的内痔会伴有脱垂，如果得不到及时诊治，到了患病后期痔核发生血栓性嵌顿之后，可能导致肿痛、化脓，甚至发生坏死、肛瘘等症状。此外，内痔所造成的长期便血，还会引起贫血。

外痔：发生在肛管齿线以下，几乎是肛管口的位置，是痔外静脉丛曲张以及发炎造成的，其主要症状是排便疼痛，便后有异物感、坠胀感。外痔的肿物表面被皮肤覆盖，形状、大小都不规则，不易出血。排便时肿物有时会脱出肛管口外，便后又缩回到原来的位置。

混合痔：兼具内痔和外痔的双重特征，是内、外痔静脉丛共同曲张，相互勾连，致使括约肌间沟消失，内、外痔混为一体的炎症。

痔疮是一种发病率非常高的病症，据中国职业病论坛上相关普查资料显示，痔疮的发病率是63%，几乎占到了肛肠类疾病的90%；女性的发病率要略高于男性；患者群以年轻白领居多，占到总患者群的75%左右。

●痔疮为何"偏爱"职场白领？

久坐办公室的职场白领们易患痔疮，这几乎成为大多数白领的心病。究竟是什么原因导致的呢？这和职场朋友的生活习惯有密不可分的关系。

久坐不动：这是白领易患痔疮的最主要原因。职场白领们长时间保持坐姿，活动较少，且座椅大多比较舒适柔软，这就容易造成腹部血流速度下降、腿部静脉的血液无法回流，致使血液循环不畅。在这种条件下，直肠静脉非常容易发生曲张，过多血液淤积于此，最后瘀结成一个小静脉团，就形成了痔疮。此外，长时间坐着不运动使得肛门部位因缺乏活动而致使肌肉弹性一点点下降，这会减弱肛门周围肌肉的收缩力，这种情况同样也是形成痔疮或加重痔疮症状的原因。

工作压力大：工作压力大也是患上痔疮的诱因之一。职场人士大多工作比较繁忙，工作压力大的时候，人就容易产生紧张、焦虑等不良情绪，这些不良情绪会造成内分泌系统和排便功能紊乱，引发痔疮。因此，要注意调节好面对工作时的心态，同时保证一定的休息时间。

饮食因素：在日常生活中，饮酒过量或者喜食辛辣刺激性食物的白领朋友患上痔疮的可能性也是比较大的。酒和刺激性食物会刺激到消化道，造成血管扩张、肠道功能紊乱，使得痔部静脉充血，因而诱发痔疮。

不好的排便习惯：有的朋友患有便秘，因此习惯在洗手间内"长坐不起"，有的人还会在排便时读书看报、甚至吸烟，这些不好的习惯都会延长排便时间，会使得肛门内部血液淤滞，导致患上痔疮。此外，便秘会给肛门增加负担，从而引发或加重痔疮症状。

其他疾病影响：患有肝硬化、心血管功能不健全的人，肛门静脉充血导致痔疮的可能性是很大的；营养不良，体质虚弱的人由于肛门括约肌力量不足，也会患上痔疮；患有肺气肿、气管炎的患者会经常咳嗽，咳喘会使得腹内压增加，给静脉血液回流造成障碍，引发痔疮。

●对照痔疮症状，看看你患病了吗？

1. 排便时易出血，时断时续，时多时少，血色鲜红，出血量不是很大，便秘的时候便血症状加重；
2. 常感觉有黏液自肛门流出，引起周围皮肤产生刺激感、瘙痒感；
3. 肛门疼痛，排便、咳嗽、走动时痛感加剧；
4. 痔块脱出，肛门部位异物感严重。

对于痔疮这一病症，一直有着"十人九痔"的说法，可见其病患之多。痔疮是无法根治的，患上痔疮以后，药物治疗只能消除症状，而无法消除病

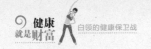

症，因此，对待此种病症，一定是积极预防才有效。职场白领们由于久坐办公室，患病几率极高，如果出现了以上症状，应该及时就医，配合治疗，就可以减轻病痛，在生活中多加注意，就能防止其复发。

不能置"痔"不理

医院的肛肠专家介绍，一直以来都不被人们重视的痔疮正趋向高发，尤以年轻白领为甚，可是很多人却抱着"十痔九不医"的想法，其实这是治疗痔疮时的错误心态。

医生指出，对待痔疮的错误心态主要体现在两个方面：

第一，认为痔疮不算病，治不治没什么大影响。这样忽略病症会造成病情加重，从而诱发其他疾病，致使小病成大患。

第二，觉得病症患于不雅的地方，就医买药都感觉不好意思，尤其是女性患者持有这种想法的偏多，这样讳疾忌医是会加重病症、耽误治疗的。

所以，对于患上痔疮的职场朋友而言，首先要引起重视，其次不能讳疾忌医，只有摆正好心态，才能走好有效防治病症的第一步。

● 痔疮危害大，切不可置"痔"不理

痔疮看起来事小，如果得不到及时有效的治疗会造成许多危害，下面就细数了痔疮的几大危害。因此，患有痔疮的白领朋友一定要重视起来，不要置之不理。

1. 贫 血

以长期便血为主要症状的痔疮患者，失血量不断增加，非常容易导致贫血。在患痔疮的初期，便血症状比较轻微，时有时无，因而得不到重视，但一旦没有得到及时的治疗，到了患病中后期，失血量越来越大，就会出现明显的贫血症状，如面色苍白、浑身乏力、体质虚弱、头晕眼花、耳鸣心烦以及记忆力减退等。

2. 诱发肛肠疾病

痔疮若是没有及时治疗，会引发肛瘘、肛裂、肛周脓肿等肛肠部位的疾病，在痔疮没有治好，又患上肛肠疾病的情况下，多种病状共存，治疗的难度将会大大增加，患者要承受的痛苦也要加倍。

3. 导致肛外部位湿疹

由于痔疮块脱出以及括约肌松弛等痔疮症状，时常会有黏液流出肛外，如果没有及时清洗，很容易刺激到皮肤，引发皮肤瘙痒和肛外部位的湿疹。严重的话会出现结痂、脱屑、糜烂等情况，病情如果没有缓解，肛外部位的皮肤不断受到刺激，会变得粗糙、皲裂，加重瘙痒，给生活带来极大不便。

4. 女性患者易并发泌尿、妇科炎症

女性肛门离阴道、尿道很近的生理结构致使其患上痔疮便非常容易引发阴道、尿道炎症，一旦痔疮出血或者发炎，细菌便会大量繁殖，若进入阴道，就会引发阴道炎、附件炎等妇科炎症。若进入尿道，就会发生尿道炎、膀胱炎，让人苦不堪言。

5. 男性患者易出现性功能障碍

对于男性痔疮患者来说，病症会大大降低性兴奋的敏感度，再加上受到疼痛、瘙痒、头晕等感觉的刺激，便会造成性欲减退，随之容易出现阳痿、早泄、遗精等性功能障碍。

6. 掩盖直肠癌

直肠癌是一种发病率比较高的发生于消化道的恶性肿瘤，如果得不到及时诊治会有生命危险。由于临床症状同痔疮有许多相似之处，如便血、疼痛、排便困难等，在直肠癌患病早期很容易被误诊为痔疮，这样便会耽误最佳治疗时间，给患者带来更多痛苦。

●不做有"痔"青年，防治措施做起来

痔疮会给生活带来诸多困扰，要想远离痔疮，首先要做好预防工作；但白领的工作性质决定了患病风险，如果不慎患上痔疮，也不要恐慌，只要在生

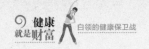

活中多加注意，防止其复发其实很容易。

1. 坐稍硬椅凳

柔软舒适的椅子是痔疮生成的一大"温床"，因此，久坐办公的职场白领们要多做硬板凳。人坐到稍硬的椅凳上以后，臀部会有两块坐骨进行支撑，肛门部位不至于陷到椅子中去，这样就不会对血液循环造成阻碍了，能够有效降低痔疮的患病几率。不只是在办公的时候，回到家后，白领朋友们多喜欢打打游戏或者窝在沙发上看看电视，这时所坐的椅子和沙发也要尽量选择稍硬的材质，才能有效预防痔疮的可能。

2. 常起身活动

久坐不动实在是太多病症的一大"凶手"，如果不想让血液过多淤积在肛门部位，就要经常起身活动。这时光凭坐着伸腰踢腿是解决不了问题的，一定要起身活动才可以放松肛门部位所承受的压力，恢复肢体血液循环，不给痔疮的形成提供机会。因此，每坐着办公半个小时都要起身活动一小会儿，对全身各个部位都有好处。

3. 做好清洁

众所周知，人体排出的粪便中有许多细菌，而乙状结肠、直肠、肛门又是粪便排出的"必经之路"，因而，这些部位非常容易被细菌污染。肛门部位受到感染后会脓肿、生疮，从而引发或加剧痔疮的症状。所以，一定要保持肛门部位的清洁，勤换内裤，每天以温水进行擦洗，这些对防治痔疮也有很好的作用。

4. 药方治疗

痔疮发病后，除了求医问药、配合治疗外，也可以采用下面这些中医药方进行辅助治疗。

①取蒲公英、土茯苓各30克，桃仁15克，槐花、白芷各10克，黄芪5克，加入3000毫升清水，煮沸后过滤掉药渣，将汁液倒入消毒后的盆内，趁热熏洗肛门20分钟左右。此方可以清热解毒、凉血消肿。每日一剂，每剂可分作2~3次使用。

②取浮萍适量，加水煎制。煮沸后过滤，留水趁热擦洗患处。这个方子有很好的止血功效，痔疮肿物被擦破流血的朋友可以一试。

③取雄黄、硫黄各 20 克，樟脑 6 克，麻油适量。先将三味药材研作细末，然后用麻油调匀，取适量擦于患处，其余可留着备用。此方可以活血散湿、清热解毒，对缓解湿热所致的痔疮有很好的疗效。

5. 饮食调养

患上痔疮，可以常吃下列食物进行调养。

莴苣。性微寒，味甘苦，有降压、利尿、促消化的作用。莴苣含有丰富的维生素 C、铁、叶酸等元素，经常食用莴苣能够促进胃肠蠕动，防止便秘，从而降低肛门部位的血管压力，能够起到防治痔疮的作用。

空心菜，也叫空筒菜。性寒、味甘，可以有效治疗便秘及痔疮，对大便燥结的痔疮患者再合适不过。

卷心菜，也叫圆白菜、洋白菜或球甘蓝。性平、味甘，能够增进食欲，促进胃肠蠕动，加速食物消化，是防治便秘和痔疮的常见食物。

红薯。属于粗粮，含有的大量膳食纤维，能够吸收肠内多余的水分，促使粪便积聚，对润肠通便有很好的效果，常被用来治疗肛裂、痔疮等症。

韭菜。含有较多粗纤维，能够加速大肠蠕动，增大粪便体积，防止大便干燥不易排出，因而对便秘导致的痔疮有很好的调养作用。

菠菜。含有多种有益人体的营养元素，性微凉、味甘，含有多种有益人体的营养元素，常食用菠菜可以增强抗病能力，促进人体新陈代谢，还有很好的滑肠、润燥、通便之功效。

柿子。柿子味涩、性寒，能够散结软坚、清热除燥、生津止咳、健脾养胃，对缓解粪便干燥、预防便秘、排便出血等病症有很好的效果。因而，便秘、痔疮患者可以经常食用。另外，常吃柿子还能够有效缓解高血压、动脉硬化等病症。

梨。梨含有大量水溶性纤维，对促进胃肠蠕动有很好的效果。同时梨中还含有大量的水分，所以，多吃梨可以防止大便干燥，保证排便顺畅。此

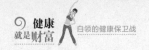
外，对刚做了痔疮手术的朋友来说，梨是水果中的首选，因为它能够有效减轻手术后的患病部位血管扩张的情况。

6. 防止便秘

便秘会诱发或加剧痔疮的症状，因此，要养成定时排便的习惯。多进食蔬菜水果、少吃刺激性食物才能保证排便顺畅。此外，有便意的时候不要憋着，忍便久了非常容易引起惯性便秘。排便时看书、吸烟、玩游戏等不良习惯都会造成便秘，要加以避免。

7. 针对性锻炼

一些有针对性的按摩动作可以防止或减轻痔疮症状，深受其扰的朋友不妨试一试。

①睡觉之前用食指和中指按揉位于尾椎骨尖的长强穴，每次3分钟，能够疏经通络，促进肛门部位的血液循环。

②稍稍用力向上收缩肛门，这种有意识的锻炼能够化瘀升气、锻炼肛门括约肌、改善肛门部位的血液循环。每天早晚各一次，静坐办公时也可以做一做。

③先取坐姿，双腿交叉，放松；保持双腿交叉的姿势站起来，同时夹紧臀部，提肛；坐下的同时放松，连续做20下。

④取站姿，两脚打开与肩同宽，双手掌心朝下慢慢上提至胸部，同时吸气；气吸足之后呼气，同时弯曲上体呈鞠躬状；回复站立姿势放松。连续做8次。

8. 女性注意孕期保健

女性朋友在怀孕期间腹内压力增加，这种情况会随着妊娠期的延长越来越严重，非常容易对静脉血液的回流造成阻碍，也就容易引发痔疮。孕期发生痔疮，如果伴随便血症状就会导致贫血，对孕妇自身健康和胎儿发育都会产生不利影响。所以，怀孕期的女性要注意，应适当增加运动，避免长时间坐着或站立，每次便后可用温水擦洗肛门部位，改善血液循环，预防痔疮。

Chapter 6

第六章

职场快生活，
你还"好"吗？

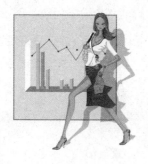

紧张的工作节奏、略去的早餐时段、频繁的交际应酬……
虽然这样的生活状态可以为职场白领带来事业上的成功，
但是也容易牺牲掉宝贵的健康，
慢性胃炎、胃溃疡……
不健康的进食习惯和无休止的职场应酬带来的病症不断侵害白领们的身体，
是时候打响"反击战"了！

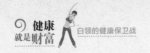

不要脆弱的"玻璃胃"

胃，你好吗？

朱蒂是一名网络编辑，这几个月由于网站项目开发，大家都在加班加点的工作。朱蒂身兼编辑和经理助理两个要职，每天要在电脑前忙上 10 多个小时，有时候饭都没有时间吃，朱蒂还进行自我安慰："不吃饭没什么大不了，就当减肥了。"可是最近几周她的胃经常提出"抗议"：疼痛、反胃、恶心、食不知味，到了医院被诊断为胃溃疡。

谭毅刚毕业就签了一家大公司从事销售工作，他感到十分自豪，因此工作起来也就格外卖力。每天早上为了多睡一会，早饭都来不及好好吃就到单

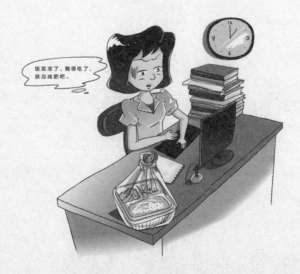

位上班；午饭时如果有时间就叫来外卖匆匆吃一点，要是手里有活没干完的话就干脆不吃了；晚上又经常加班，经常忙到八九点才回家吃饭，有时还要出去应酬，菜吃不了几口，酒却一杯接着一杯地喝……刚工作不到一年，他的胃就开始闹意见了，经常折腾得他愁眉苦脸，到医院一检查，医生说谭毅患上了胃炎。

像上面这两位患上胃病的职场朋友想必不在少数，据某医院的内科医生朋友说，近些年前来查胃病的年轻白领有很多，大概占了总患者群的40%。胃病，仿佛成了职场白领的"职业病"。对于工作忙碌、饮食不规律的职场白领们来说，胃部不舒服的时候，经常是自行吃点药，认为挺过一段时间之后就好了，恰恰是这种不重视的态度，导致出现了胃炎、胃溃疡、胃出血、胃下垂等胃部疾病。

胃炎：胃炎指的是胃黏膜发生各种炎症，有急性胃炎和慢性胃炎之分。急性胃炎最为常见的有单纯性胃炎和糜烂性胃炎。单纯性胃炎的病症表现为上腹部疼痛、食欲不振、恶心、呕吐；糜烂性胃炎的主要症状是消化道出血，易发生呕血。慢性胃炎包括萎缩性胃炎、浅表性胃炎以及肥厚性胃炎。慢性胃炎的病程比较长，病症不明显，大多只有胀气、反酸、反胃、没有规律的疼痛等消化不良的反应。

胃溃疡：胃溃疡是最常见的一种消化性溃疡，主要指的是胃黏膜被胃部消化液自身消化而造成损伤。由于绝大多数的病症发生在胃和十二指肠，两处病发的原因和病症表现也极其相似，医学上有时也难以区分，故常被诊断为胃、十二指肠溃疡或消化性溃疡。胃溃疡的主要病症表现是上腹疼痛、不适，并伴有各种消化不良症状，比较严重的表现有嗳气、反酸、食欲不振、恶心、呕吐、胸骨后有烧灼感等，有的患者还会有失眠、盗汗等神经功能紊乱的症状。但是有些病例表现为没有任何明显症状，直到出现并发症才被察觉，胃溃疡常见的并发症有胃穿孔、胃出血以及发生癌变等。

胃出血：胃出血通常也被叫做上消化道出血，很大程度上是由胃、十二指肠溃疡所引发的，工作忙碌、压力大，饮食无规律的人是患上胃出血的

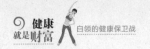

"主力军"，此外急性出血性胃炎也会导致胃出血，大部分胃出血如果发现及时并得到有效的治疗是没有太大危险的。但如果是患有肝硬化的患者，在胃黏膜变薄、胃底静脉曲张的情况下，如果进食粗糙的食物、情绪发生较大波动，胃底部的静脉血管就会发生爆裂，导致胃部大量出血。严重的胃出血死亡率极高，占胃出血病例的 10% 左右。

胃下垂：胃下垂指的是在站立的时候，胃的下缘垂至盆腔，胃小弯弧线的最低点处在髂嵴连线以下的病态体征。膈肌悬吊力不足、膈胃的韧带功能退减、腹内压力下降和腹肌松弛等原因都会导致胃下垂。轻度的胃下垂通常没有明显的症状，严重一些的患者会有上腹不舒服、有饱胀感的症状，不适表现在刚吃完饭的时候尤为明显，同时会伴有疼痛、胀气、恶心、呕吐、厌食等症状。长期胃下垂对健康有非常不利的影响，最常见的表现是身体消瘦、浑身乏力、心悸、失眠、头晕等。

胃病如果得不到及时有效的治疗，对人体的伤害是很大的，因为胃是摄取营养的主要器官，如果得了胃病，非常容易造成营养不良，同时导致免疫力下降，引发其他疾病。此外，胃病还会发生癌变。因此，职场朋友一定要杜绝那些伤胃的习惯，时时关注胃的健康状况，经常问一句：胃，你好吗？

●这 10 个坏习惯很伤胃

1. 饮食无规律

近年来，胃部功能性消化不良、胃炎、胃溃疡等胃部疾病的发病率在职场白领中逐渐升高。许多上班族都可以为了工作"废寝忘食"，三餐无论是时间还是食量都毫无规律可言，恰恰是这不经意的饥饱相间，慢慢"夺去"了胃的健康。

2. 饮食不卫生

吃了不卫生的食物会感染一种重要的致病细菌——幽门螺杆菌，这是许多慢性胃病发生、发展的一大"元凶"，而且当他人唾液里含有这种细菌的时候，与其同时就餐的人非常容易发生交叉感染。幽门螺杆菌通常寄生于胃和十二指肠的黏膜里，导致黏膜发炎、萎缩，从而引发各种胃部疾病。

3. 进食速度过快

狼吞虎咽地进食会导致咀嚼不细致、食物研磨的颗粒较大，这些粗糙的食物渣块会对胃黏膜造成直接磨损，还会让食物在胃中停留的时间变长，增加消化的负担。这样一来，很容易引发胃部肌肉疲劳和胃动力下降，导致胃病。

4. 晚饭进食过量

一日三餐的总量如果要分成的话，较为合适的应该是早餐占三成、午餐占四成、晚餐占三成。许多白领朋友由于时间和工作等原因，早饭、午饭没有吃好，晚饭就容易吃得过多、过饱，这种习惯不但会使人变胖、影响人的睡眠质量，还会造成胃肠消化道的超负荷工作，胃部被迫分泌出的过量胃液会对胃黏膜造成腐蚀，从而引发胃部疾病。

5. 焦虑紧张

许多胃病的形成和恶化，都和人的情绪状态有很紧密的联系。当人处于焦虑、紧张、烦躁、恼怒等情绪的时候，胃部的分泌、运动、消化等功能就会受到很大影响。所以，经常紧张焦虑或烦躁不安的人，患上胃部疾病的可能性很大。

6. 过于劳累

不管从事的是体力劳动或是脑力劳动，长时间超负荷的工作都会造成疲劳过度。过于劳累不仅会降低人体的免疫力，还会削弱胃黏膜对胃部的保护能力，这样一来就会造成胃部血流不畅、胃液的分泌失调，引发胃溃疡等病症。

7. 饮酒无度

北京大学神经科学研究所韩教授指出，每天饮用少量的红酒对身体健康是有利无害的。但是如果饮酒过量、酗酒无度，体内过多的酒精不但会对肝脏造成损伤，致使身体缺水，还会直接刺激胃黏膜，造成胃黏膜发炎、糜烂，导致胃出血或胃溃疡。

8. 吸 烟

众所周知，吸烟对肺的伤害是很严重的，其实，吸烟不只会对人的呼吸

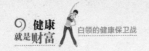

系统造成很大伤害，还会对胃造成极大的损伤。有研究表明，吸烟过量的人比少吸烟或不吸烟的人更容易患上胃部疾病。这是由于烟草中所含的尼古丁等有害物质会刺激胃黏膜，使得胃部血管发生紧缩，这样会导致胃部的供血量大大减少，以至干扰到胃排空，引发胃部疾病。

9. 服用药物

消炎痛、保泰松、布洛芬、阿司匹林等许多药物都会对胃黏膜造成不同程度的损伤，这些药物中的某些成分是通过抑制前列腺素的合成才达到止痛的作用的，而前列腺素恰恰对胃黏膜有重要的保护作用。如果吃药时没有对胃做好保护措施（如空腹等），容易引发胃炎、胃溃疡或者胃穿孔。

10. 寒凉入侵

人的胃是一个对外界气温变化非常敏感的器官，在受到寒冷空气的刺激后，胃部会出现痉挛性收缩，从而导致疼痛、呕吐、消化不良等胃病症状。因此，在秋冬季节以及夏季阴雨天一定要注意做好保暖措施，不要使寒凉入侵体内。

打响你的保"胃"战

胃病虽然常见，但要完全治愈却并非易事，因此，容易患上胃部疾病的职场白领一定要积极预防，让自己的生活习惯健康一点、再健康一点，这样才能从根源上远离胃病，保证以健康的身体在职场中打拼。如果不慎患上了胃部疾病，更要摒弃那些不健康的生活习惯，积极养护，是时候打响你的保"胃"战了！

●三餐护胃饮食原则

职场白领们很容易由于三餐不规律而导致胃病，所以，白领一族要想养胃护胃，首先就要从规律的三餐开始。遵循下列饮食原则，胃部健康很简单。

1. 早餐护胃饮食原则

①要有规律性：不定时定量吃早餐的危害甚至大于不吃早餐。

②尽量食用温热的食物：热食可以温胃养胃护胃。

③合理配餐：早餐承担着一上午工作所需要的能量，因而只吃一点稀食是不够的。稀食固然好吸收、易消化，却没有干食提供的能量充足，因此，早餐要注重合理搭配，并从各种各样的食物中摄取营养。

④远离油腻：早餐不要食用过多油腻的食物。油腻的食物会加重胃肠负担，还会影响上午的工作状态。

2. 午餐护胃饮食原则

①吃温和的食物：温和的食物指的是含较多粗纤维、容易消化、没有刺激的食物，它们可以为身体提供充足的营养，又不会对肠胃造成负担。

②营养充足：午餐最好多吃一些蔬菜，少吃油腻的食物，营养要全面、充足。例如，营养师推荐白领族的午饭餐单包括：白米饭、豆泡油菜、宫保鸡丁。豆泡含有丰富的优质蛋白质，同油菜搭配可同时摄入多种维生素及微量元素。宫保鸡丁虽是肉类，但是脂肪较少，相对清淡，还可以补充钙、镁、铁等营养元素。这样一顿简单的午餐富含丰富的营养，对保证下午的工作效率很有好处。

③容易消化：糯米、蹄筋等食物以及炸、煎、烤的食物都不容易消化，最好避免食用。午餐要尽量吃一些容易消化的食物，降低消化系统的负担，才能有充足的精力继续工作。

④少吃刺激性食物：有刺激性的食物、使用辛辣调味品的食物以及比较粗糙的食物要少吃，它们会促使胃液不正常分泌，还会使胃黏膜受损。辣椒、海鲜等都属于稍有刺激的食物，胃部健康的白领朋友可以适量食用，胃部不舒服或已患有胃病的朋友应避免进食。

⑤慢速进餐：吃午饭的时候速度不要过快，工作再多也不要为了挤出时间而狼吞虎咽，进餐时身心都要放松，保持愉悦的心情。

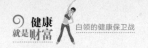

3. 晚餐护胃饮食原则

①饭前饮水或喝汤：在晚饭之前半小时最好先喝一杯温开水，或者在开饭后先喝一碗汤，温水和汤能够调节胃酸分泌，帮助消化。

②进餐时要细嚼慢咽：细嚼慢咽可以对食物进行充分的研磨，避免对胃部造成刺激。此外，食物在口腔内被长时间咀嚼时，可以刺激唾液的分泌，唾液消化酶能够对食物进行初步的消化，同样可以减轻胃肠的消化负担。

③保持七分饱：人在晚上的活动量小，加上进食时间较晚，晚饭如果吃得过饱，食物来不及消化，对胃部健康非常不利。

④切忌边看电视边用餐：人在用餐的时候，血液会一定量地集中在胃部，促进消化系统运作。如果一边看电视一边进食的话，注意力会集中到电视屏幕上，很容易使得胃部供血不足，这样食物就无法完全消化，从而引发胃部疾病。吃晚饭的时候可以放一些舒缓的音乐，帮助人身心放松，保持精神愉悦。

●压力大应酬多，六类族群最应养胃

繁忙的工作、过重的压力和频繁的应酬，让许多白领健康状况都不容乐观，尤其是胃部，经常处于疾病频犯的状态。各行各业的职场白领都是胃部疾病的高发人群，这与平时的生活习惯有着不可分割的关系。在快节奏的生活中保护好自己的胃，这是每位职场人都需要坚持的养生之道。

空腹一族养胃法

许多职场白领们由于工作忙碌，晚上加班到很晚，第二天早上通常由于要多挤出一点睡眠时间而不吃早饭就去上班。有的女性甚至认为不吃早饭有助于瘦身。实际上，不吃早饭对胃部的刺激是很大的，夜间胃部会积存许多胃酸，早上胃里如果没有食物对其进行中和，胃酸便会对胃黏膜造成刺激，长期如此就会罹患胃部疾病。

此外，早饭不吃非但无法减肥，还容易使人在上午的工作中提不起精神。午饭摄入过量，又没有充足的时间消化，反而使人发胖。

养胃法：养成按时吃早饭的习惯，多吃温胃养胃的食物。早上的饮食要遵循容易消化、充足营养的原则。适合在早上进食的食物有水煮蛋、鸡蛋羹、紫菜蛋花汤、豆浆、蔬菜、面条、小米粥等，还可以进食一些牛奶、酸奶等乳制品。有些朋友喜欢在早上吃一个煎鸡蛋，其实煎鸡蛋比较不容易消化，换成蒸、煮等烹调方式更好一些。

加班一族养胃法

职场白领们工作繁忙，经常需要加班加点，且常常为了工作错过了午餐和晚餐，只能在工作结束之后匆匆吃一点食物。这个时候，通常会吃好多以补充一天来能量的缺失，这样就使得过多的食物来不及消化、停留在胃中，对胃部健康非常不利；或者是加班后已经饿过劲了，只吃很少的一点。久而久之，胃酸总是不正常的分泌，从而很容易引发胃溃疡。

无论是过饥还是过饱，都会造成胃部处于紧张的状态，从而引起恶心、胀气、疼痛等不适感觉。

养胃法：养成规律进食的习惯，可以在抽屉里准备一些饼干、面包等零食，在忙于工作没有时间吃饭的时候吃上一些，总之不能让胃处于空置的状态，等到忙完工作以后，再按需要补充一些营养丰富、易于消化的食物。

瘦身一族养胃法

许多职场女性都梦想拥有纤细苗条的身材，因而经常不吃饭或吃很少的一点。如果盲目地节食减肥，不仅无法变身"魔鬼"身材，相反还会由于饥饿导致胃肠功能紊乱，更加引发胃部疾病，给健康造成很大影响。

而且，长期不按时进餐还会引发厌食，当得了厌食症以后，非常容易出现恶心、便秘甚至闭经的情况。此外由于胃里经常没有可消化的食物，胃酸不断分泌，刺激到胃黏膜，就容易导致慢性胃炎以及胃溃疡。

养胃法：三餐一定要按时吃，在保证能量的前提下可以适当减少饭量。新鲜的蔬菜和水果中含有许多人体所必需的纤维物质和维生素，对瘦身及保养皮肤都有很好的作用。因此，在适量减少正餐进食量的同时可以多吃一些蔬菜和水果。要注意的是，想要养胃，蔬菜、水果的食用是有讲究的：空

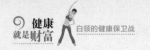
腹的时候不要吃西红柿、香蕉、橘子、山楂；有胃溃疡的朋友尽量不要吃青梅、李子、杨梅等，这些酸性水果对胃黏膜不利；胃虚胃寒的朋友应该远离梨、柚子等寒性水果；患有胃炎的朋友，对柿子、葡萄等含有鞣酸的水果最好敬而远之。

嗜辣一族养胃法

辣椒中富含多种微量元素和丰富的维生素 C，适量食用辣椒对健康有不小的好处。除了能够补充营养元素外，少量食用一些辣椒还可以健脾胃、助消化，防止胆结石的发生，同时还能有一定的减肥效果。

但是吃辣椒的时候切忌空腹，对于无辣不欢或者患有胃部疾病的职场朋友来说，尤其要注意，如果吃了过多辣椒，胃部会产生大量的消化液，这对胃黏膜是个很大的刺激，使胃黏膜肿胀、充血，从而引发胃部疾病。

养胃法：食辣要适量，吃辣椒或辛辣食物过多时可以多喝白开水解辣去火，减少对胃部的刺激。用餐后还可以喝一些菊花茶或绿茶等有清热去火之效的饮品，还要注意多吃一些蔬菜和水果，帮助身体去火排毒。

开车一族养胃法

许多上班族习惯以车代步，而上下班时间一旦发生堵车会引发人的焦躁心理，再加上工作紧张致使身体疲劳，胃酸的分泌便会更加活跃，以至于侵蚀胃部黏膜，胃部失去了黏膜的有效保护，胃部疾病自然频犯。

养胃法：开车一族如果想要保证胃部的健康，在驾车的时候保持轻松平静的心情是很重要的。此外，平时的空闲时间要尽量进行有氧锻炼，增强体质，开车时便能够更好地集中注意力。

电视一族养胃法

许多办公族在经过一天的劳累工作之后，喜欢舒服地倚在沙发里边看电视边吃些零食，放松心情。其实这是一种对身体不好的习惯，在看电视的同时吃零食，注意力就会分散，在不经意间吃下过多零食，导致胃部无法消化，最终引发胃部疾病。

养胃法：尽量不在看电视时吃零食，尤其是对那些胃部经常不舒服的朋友来说。如果实在忍不住，应尽量选择水果、酸奶等营养丰富、对胃肠不会造成过多负担的食物。同时，也可以吃一些瓜子、杏仁、开心果等坚果类食物，对从事脑力劳动的职场人士来说有很好的补脑健脑作用。但是食用不要过量，可以在看电视之前准备好一小碟，这样就能够避免不知不觉间吃下太多。

●粥品养胃最有效

枣米猪脾粥：取一具猪脾洗净切片，放入锅中微微炒制一下，然后和60克小米、10枚大枣共同放入锅内，加水煮粥。大枣能够温胃养脾，气血双补；小米能补胃气，充胃津，是最为养胃的食物之一；猪脾能够强脾护胃，帮助消化，三者同煮为粥对胃部疾病导致的体质虚弱、浑身乏力、胃部疼痛有很好的缓解作用。

苹果麦片粥：把1/4块苹果和适量胡萝卜洗净，切成小粒；将三大匙燕麦片和胡萝卜放入锅中，加入适量牛奶和清水用微火慢煮；煮开后放入苹果，熬至熟烂后即可食用。燕麦粥有养胃、润肠的功效，再加入苹果和胡萝卜，营养更加丰富，非常适合爱美的职场女性食用。

肉桂粳米粥：先把2克肉桂研成细末备用；将80克粳米放入锅内煮成稀粥，将肉桂末调入粥内，再加入适量冰糖，收小火再煮开后即可。此粥能起到温中养胃的作用。

莲子百合山药粥：将等量（各30克）的莲子、百合、山药捣碎，同100克糯米一起放入锅内，加入适量水，文火煮熟。莲子、百合、山药、糯米都是补中益气、养胃补脾的食材，经常食用对健脾胃有很好的效果。

小茴香粥：先将15克小茴香装进纱布内封口，入锅熬水，半小时后取出药包，放进淘洗干净的粳米100克，再加入适量水熬制，粥熟后加盐和味精调味。可健脾养胃、益气止痛。

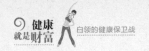
规律生活，不可不吃早饭

早饭，一定要吃

闫薇是一家公司的出纳，每天早上上班前都去单位附近的一家快餐店吃早餐，通常是点一份汉堡，再喝一杯珍珠奶茶。

跟她同在一家公司的小雪比较偏爱中式早点，每天都会在小区门口的一个早点铺里解决自己的早饭：豆浆、油条，或者是馄饨、小笼包。

杜蓉比较贪睡，并经常因为上午公务繁忙、应酬多而没有时间吃早饭，总是随手抓起冰箱里的盒装牛奶就出门，经常是边等公交车边快速地吃掉自己手里的食物。

沈浩先生是某公司的财务主管，应酬特别多，生活也比较不规律，有时候

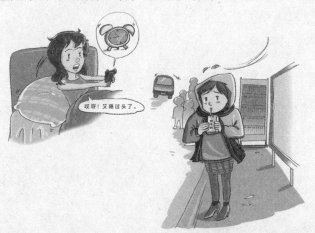

早上起床突然想起昨天有个报表没有交上来，早饭也不吃就去单位处理工作。

……

以上事例，想必概括了大部分上班族们的早餐情况。中华医学会营养学专家于老师指出，由于工作繁忙，大部分年轻人都无暇顾及早餐，多数只求快速、省事，不注重食物的营养搭配；有些人则认为早餐可有可无，有时间就随便吃一点，没时间就一省了之……正是这种对早餐的不重视态度和不良的早餐习惯，对白领一族的健康造成了很大影响。

世界卫生组织曾经在《维多利亚宣言》中提出了人类健康的四大基石：合理膳食、适当运动、戒烟限酒、心理平衡。这里面将合理膳食放在首要，可见其重要性。于老师称，人体需要从早餐中摄取占一整天需求总量30%以上的能量，早餐只有尽量保证肉类食品、谷类食品、蔬菜水果和奶制品四种食物的均衡摄入，才能够基本满足一上午的工作对能量和营养的需求。"合理膳食"最重要的就是三餐的定时定量、营养搭配，如果早餐只是随便应付或者经常不吃早餐，一定会耽误身体摄入营养，不仅对工作状态不利，还有可能诱发多种疾病。此外，长期不吃早餐还会对人的记忆能力、思维能力造成很大伤害，所以，早饭，是非吃不可、不能轻视的。

不吃早饭的六大危害，你意识到了吗？

●使人精神不济

食物是大脑运作的能量之本，而早饭更是关系到一整天的工作状态。如果早饭没有吃好，人体就没有充足的体力，大脑也没有足量的血糖，在高强度工作的重压之下，人体很快就会感到疲倦、懈怠、精神不济、反应迟缓、注意力分散，从而严重影响到工作状态。

●导致胃肠功能紊乱

早饭时间没有进食，会使胃长时间处于空置状态，造成胃酸过多分泌。

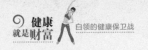

到中午才进食，处于饥饿状态的胃便容易出现反酸、胀气等不适感，久而久之，胃肠功能紊乱引发胃部疾病的可能性就很大了。

●引发胆结石

胆汁通常储存在胆囊中，用餐之后，胆囊会发生收缩，促使内部的胆汁流至肠道，帮助其对食物进行消化；如果早上不按时进食，胆囊就不会发生收缩，这样一来胆汁一直留在胆囊里，时间长了就会患上胆结石。

●诱发低血糖

糖是我们身体必不可少的营养之一，主要来源于食物，当食物消化完毕后，储存的肝糖即成为糖的正常来源，以维持血糖的正常浓度。若长时间没有补充食物时，肝糖也会消耗完，此时虽然脂肪可以转化成糖，但其转变成糖的量是微不足道的，远远不足以维持大脑和神经细胞的需要，此时可能会出现低血糖反应。

●造成便秘

如果三餐定时定量、营养均衡，到了一定时间人体会自然发生胃和结肠部位的反射现象，简而言之就是按时排便；如果长期不吃早饭，或者没有规律地用餐，时间久了胃和结肠部位的反射作用就会失去正常状态，容易造成便秘。

●导致肥胖

不吃早饭，会造成营养匮乏，人体各器官一旦缺乏营养，更会加紧消耗体内能量，因此，到了午饭时间身体已经非常饥饿了，于是在吃午饭时会快速吸收食物的能量，人在不知不觉间就吃进了更多的食物，这样就很容易导致发胖。

你真的对早餐了如指掌吗？

早餐不仅一定要吃，还要吃得营养，这样才能为全天的工作状态提供可靠的保证。许多人会说了：早餐，我都是按时吃的，怎么还经常感觉工作没有状态呢？这就是我们下面要讨论的问题：早餐，应该吃些什么呢？

●最常见的早餐搭配

在做健康节目的时候，营养学专家于老师总结出 5 种常见的早餐搭配，并做了如下点评：

油条 + 豆浆：最为经饿

这种早餐搭配中，油条是主食，而豆浆中富含植物蛋白，这样一来基本涵盖了碳水化合物和蛋白质类的食物，也就可以满足一个上午身体对能量的需求了。对于这份食谱，应该注意的是：油条是炸制的食物，虽然有很强的饱腹作用，可是热量偏高，不太适合减肥中的职场朋友食用。对于没有减肥计划的人而言，每周的食用次数最好应控制在 3 次以内。同时，对豆浆进行调味的时候应注意控制好糖的用量。另外，豆浆在榨制过程中由于添加了许多水，因而蛋白质的含量比较低，所以在这份食谱中可以加一个水煮蛋，以满足早餐中蛋白质的含量。

面包 + 牛奶：相对健康

绝大多数上班族经常会选择这样一份早餐，因为它简单方便、节约时间，面包加牛奶基本上能够满足能量需求，而且没有使用炸、煎等烹调方式，相对比较健康。这份早餐中的面包最好选择全麦或者粗粮面包，这样可以摄取到更多的粗纤维，能够起到降血脂、润肠道的作用。选择这个食物搭配的朋友如果经常没到午饭时间就饿了，也可以在面包片中间夹进几片生菜叶、火腿等，营养更加丰富，用餐后饱腹感也更加明显。于老师还指出，牛奶是否加热后饮用，完全取决于个人喜好，加热后只有一小部分维生素会遭到破坏，对牛奶的整体营养影响不是很大。

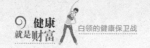

白粥 + 小菜：蛋白质不足

在这份餐单里，白粥属于半流质食物，比较容易消化吸收，不会对胃肠造成负担；小菜由青菜拌制而成，保证了维生素的摄入；唯一不足的便是缺少蛋白质，可以再多吃一个鸡蛋，或者喝一杯牛奶，也可以在熬粥的时候添加一些肉末，以保证摄取到足够的蛋白质。此外，在煮粥的时候，最好能够加入一些红豆、绿豆、黑豆、紫米等食物，这些谷类粮食的营养能够互补，利于健康。

蔬菜 + 水果：能量不够

许多追求纤细身材的职场女性都会选择以蔬菜和水果作为早餐，如蔬果、果汁、蔬菜或水果沙拉等，认为这样一份餐单既能够排毒养颜又可以保持身材。的确，蔬菜和水果的搭配可以为人体提供丰富的维生素和微量元素，又含有一定量的膳食纤维，可是，无论选择的是哪几种蔬菜和水果，这份早餐食谱都不够合理，因为它不能提供充足的蛋白质和能量，无法满足一上午的脑力劳动所需要的热量。长期下来会使人营养摄入不足，从而导致身体虚弱。

三明治或汉堡：油脂过量

这是快餐食物的典型代表。无论是三明治还是汉堡，都是由面包、肉类以及蔬菜构成的，从能量和营养上来说是比较充足的，可是其中存在较大的问题：油脂含量过高。这两种食物中的肉类通常是以炸、煎、烤的方法制作的，热量很高，因此，偶尔食用可以，切莫长期把其当作主食，不然对身体的危害是很大的。另外，如果早饭吃的是三明治或者汉堡，当天其余两顿饭最好吃得清淡些，尽量选择蒸、煮等烹调方式制作的食物。

●专家推荐的五道营养早餐食谱

全麦面包两片 + 脱脂牛奶一杯 + 番茄一个

对于忙碌的上班族来说，这份早餐可谓方便快捷，且营养比较全面。牛奶和面包可以前一天从超市买回来，放在冰箱里，第二天早上直接食用，还可以把面包烤制一下，会更加香脆。有些朋友认为全麦面包没有其他面包香甜，但是不要忽略了，全麦面包可以促进胃肠消化，防止便秘，比其他口感香甜的面包更加有营养。此外，番茄也是这顿早餐中必不可少的，它含有丰富的维生素 C 和番茄红素，对面色红润和眼睛明亮都有不小的帮助，还能大大减少罹患癌症的几率。

银耳莲子粥一碗 + 三明治一份

将一片低脂乳酪、一片生菜、一片火腿夹到两片面包中，即做成一份简单又有营养的三明治；头天晚上睡觉之前泡好银耳和莲子，早上煮粥的时候放进去即可。这份早餐同样能够充分满足上班族对营养的需求，而且也十分方便快捷，制作起来不会花去太长时间：早上起床后先开火熬粥，将材料都放入锅中后去穿衣洗漱，等收拾妥当的时候粥也熟了，这时制作三明治，现做现吃，能够保证营养不流失。

小馄饨一碗 + 水煮蛋一个 + 粗粮饼干三块

小馄饨可以在闲暇时候包好冻在冰箱里，吃的时候取出一小包就可以了。这份早餐包括了肉类、蛋类以及粗粮，营养和能量都能够满足上班族一上午的需求。于老师称，这份食谱很好地做到了"主副相辅、干稀平衡、荤素搭配"的早餐原则，值得推荐。

麻酱花卷一个 + 清拌莴笋一碟 + 豆奶一杯

就早餐来讲，麻酱花卷的做法相对有些复杂，因此上班族们可以去早点铺买现成的，也可以头一天做好，第二天起来蒸制。花卷是一道主食，同时添加了含有丰富蛋白质、氨基酸以及钙质的芝麻酱，更加美味，营养也更加全面。配合清拌莴笋和豆奶食用，维生素更加丰富，可以更好地满足脑力劳动者的营养需求。

玉米发糕一块 + 大米粥一碗 + 咸鸭蛋半个 + 八宝酱菜一碟

玉米发糕中含有丰富的维生素 C、维生素 E、硒、镁等微量元素，不仅营养丰富，还可以促进胃肠蠕动，加速身体排出毒素。白米粥是 B 族维生素的主要来源，咸鸭蛋中同样含有丰富的蛋白质及微量元素。这样一顿早餐营养全面，非常适合喜欢中式早餐的白领朋友。

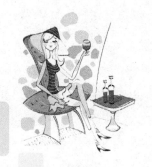

Chapter 7

第七章
美容养生均不忘，
时时刻刻要健康

每年每月每天的奔波劳碌，

带来的是工作上的斐然成就，

同时却消耗了健康，枯萎了容颜，

对于没有患上各种疾病、身体却处于亚健康状态的白领来说，

要养生，就要时时刻刻积累，

对于爱美的女性白领们来说，

要美丽，更要以健康为前提。

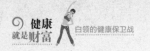

果品零食促健康

坚果：小躯体内含大能量

坚果含有丰富的营养元素，适量食用坚果能够起到美容、健脑、保护心脑血管健康等作用，在办公室内准备一些干果，既能够在饥饿的时候充饥一下，又可以为大脑补充营养，对健康有很大的好处。因此，不要小看了看似不起眼的坚果们。

核桃：核桃仁富含磷脂，这一成分可以显著增加机体细胞的活性，因而对保护大脑、美容嫩肤、增加头发的光泽感都大有裨益。它还含有能够降低胆固醇、防止动脉硬化的多价不饱和脂肪酸，能够有效保护心脑血管。此外，核

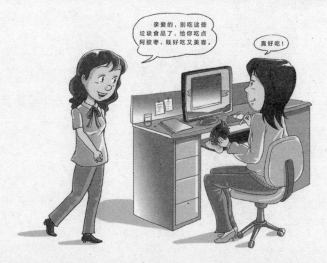

桃中含有锌、钙、锰、镁等多种微量元素和维生素，既能够强健身体，又能够防止衰老。

榛子：榛子含有丰富的不饱和脂肪酸，对体质虚弱、易疲劳的职场人士有很好的补益作用。榛子中丰富的纤维素能够促进胃肠蠕动，帮助消化。榛子中含有丰富的维生素 E，能够润泽肌肤、延缓衰老、保护视力。此外，榛子中蛋白质、脂肪、胡萝卜素，维生素 B_1、B_2，钙、磷、铁的含量也很高，坚持适量食用对健康有很大的帮助。

松子：松子中含有的油酸、亚油酸等不饱和脂肪酸可以增加血管弹性、调整血脂，能起到防止动脉硬化、保护心脑血管的作用。同时，这些有益的油脂还能够润肠通便，治疗便秘，帮助身体排出废物。适量常吃松子仁可以补气养血、乌发润肤、壮阳补骨，对工作忙碌又重视外表的职场男女来说再合适不过。

开心果：开心果富含精氨酸，对降低血脂和胆固醇、防止动脉硬化有很好的作用。常吃点开心果可以预防便秘，有助于机体排出毒素。开心果的果衣含有能够抗氧化的花青素，对视网膜很有好处；其果仁还含有丰富的叶黄素和维生素 E，能够抗衰老、强身体，防治肾阴虚弱等病症。开心果是一种含有丰富维生素及抗氧化元素的果品，高纤维素、低脂肪、低热量，适合减肥中的人士食用。

夏威夷果：也被称作澳洲坚果，含有丰富的脂肪、蛋白质及人体所必需的 8 种氨基酸，还富含多种维生素和矿物质。夏威夷果的果仁香酥可口，因而有"干果皇后""世界坚果之王"的美称。不仅如此，其丰富的营养对人体的保健功能是非常大的：可以预防心血管疾病、糖尿病及癌症等，其果油还是消化系统最好的保健油之一。

板栗：板栗含有丰富的蛋白质、脂肪、碳水化合物，非常适合作为两餐之间的加餐缓解饥饿感；此外，板栗中还含有多种维生素及铁、钙、钾、磷等微量元素，能够起到益气、补脾、养胃、补肾、活血的作用；板栗中丰富的核黄素，对缓解体内上火而产生的口腔溃疡有益；栗子中丰富的维生素 C，

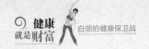

可以保证牙齿、骨骼的健康。总之，对上班族来说，板栗是较为理想的保健果品。

腰果：腰果中的蛋白质含量十分丰富，能够为职场人士提供充足的能量，保证其工作效率。此外，腰果还富含锌、镁、铁、铜等矿物质，可以为人体补充营养。它所含有的丰富油脂，能够起到很好的润肠通便、养颜美容、延缓衰老的作用。

杏仁：杏仁中含有杏仁苷，能够起到止咳平喘的作用；其含有的丰富油脂，能够润肠通便，帮助身体排毒；杏仁中的纤维素有助于降低血液里的胆固醇含量，从而达到调节血脂的作用；杏仁还含有丰富的维生素E，能够起到抗氧化、防衰老的作用；此外，杏仁中所含有的大量植物化学元素，经科学研究表明，常吃杏仁可以减少罹患癌症和心脏病的危险。

花生：花生具有非常高的营养价值，同时被誉为性价比最高的干果。花生中丰富的蛋白质、脂肪、卵磷脂对大脑健康是非常有益的，同时，花生还含有丰富的维生素A、维生素B、维生素E以及钙、铁、磷等元素。经常用脑的职场白领们适量多吃一些花生，对补脑健脑、提高记忆力都很有好处。

瓜子：瓜子中的脂肪含量要占其自身成分的50%以上，其中多为亚油酸等不饱和脂肪酸，不但有助于调节人的生理健康，还能够起到缓解便秘、降低血液里胆固醇含量的作用，对润肤养发也有很好的效果。此外，瓜子还含有丰富的钾元素，常吃瓜子可以强健心脏、防止体虚。

水果：水灵灵的美味

对着电脑工作，皮肤缺水、用眼过度、大脑疲劳……上班族们总会受到这样那样问题的困扰，其实，这些问题只要一些常见的水果就能解决。水果中含有丰富的纤维质和维生素，职场朋友们只要平时有针对性地补充，对皮肤和身体的健康大有好处。

●五花八门的水果营养丰富

苹果：美国的《读者文摘》杂志曾经评选过最有益于健康的几大水果，其中苹果排在第一位。它能够满足白领们对纤维质的需要，同时能有效防止心脏疾病。经常加班、熬夜的职场朋友非常容易因内分泌失调而产生便秘、长痘等问题，苹果中富含多种维生素和苹果酸，可以分解脂肪、清理肠胃，还能够使皮肤更加红润细腻。对于白领们来说，每天吃一到两个苹果，对健康意义重大。

梨：梨被古人称为"百果之宗"，它脆嫩多汁，酸甜可口，能够起到清心养肺、降火润燥的作用。在春秋干燥季节，体内容易上火，常会出现口鼻干燥、喉咙干痒等症状，这时候，每天吃一两个梨就可以有效缓解。梨能够快速为身体补充水分和营养，还能够促进食欲、帮助消化。

香蕉：香蕉被誉为"快乐水果""智慧水果"，非常适合职场人士食用。香蕉高营养、低热量，同时富含多种维生素，能够起到降血压、防止心血管疾病的作用；其中富含的维生素能够对抗辐射，保持皮肤的光滑细嫩；常吃香蕉能过润肠通便，帮助身体排出毒素；晚间吃一根香蕉，还能有镇定之效，帮助睡眠。

橙子：橙子颜色鲜艳，酸甜多汁，橙子中含有丰富的维生素C，上班族们适量常吃橙子能够保护皮肤少受电脑辐射的侵害，抑制黑色素的生成，保证皮肤明亮白皙。对于经常加班、熬夜的职场人士来说，休息不足容易导致便秘，橙子富含纤维和特有的果胶类物质，能够有效清肠通便，帮助身体排出毒素，保证身体健康。

柑橘：柑橘类水果含有丰富的维生素C和柠檬酸，能够起到美白皮肤、消除疲劳的作用。同橙子一样，柑橘也含有果胶这种膳食纤维，它能够润肠通便，还能够降低胆固醇。美国佛罗里达大学的食品研究人员表明，食用柑橘能够防止胆固醇在动脉血管中沉积，帮助动脉粥样硬化产生逆转。此外，柑橘滋阴、生津、助消化，能够起到止咳、化痰的作用，肺部不舒服的朋友可以适当多吃一些。

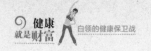

柠檬：对于爱美的职场女性来说，柠檬是美容养颜的天然佳果。由于经常对着电脑，又时常加班熬夜，脸上特别容易出现斑点、痘痘之类的小问题，如果在喝的水中放上两三片柠檬，就能起到排毒、祛斑、美白的作用，使皮肤光洁细腻。此外，柠檬富含烟酸和有机酸，有很好的杀菌作用，因此，在做海鲜、肉类菜肴的时候，挤进一些柠檬汁，对食品卫生大有好处。

葡萄：葡萄可以起到健脾和胃、保护肝脏的作用。葡萄中含有丰富的维生素 B_1、维生素 B_2、维生素 C、维生素 P 以及钙、磷、钾、铁等微量元素，还富含许多种人体必需的氨基酸，能够有效缓解上班族由于疲劳过度造成的神经衰弱。葡萄中的抗氧化成分含量也极高，对保护眼睛和皮肤大有裨益。此外，葡萄晒制成葡萄干以后，铁的含量会随之增多，对贫血的女性朋友以及长期熬夜身体虚弱的朋友来说是滋补上品，应适量多吃。

草莓：草莓柔软多汁、酸甜适口，受到许多人的喜爱，同时，它的营养成分也是不容小觑的。草莓中富含糖类、蛋白质、果胶和有机酸等物质，能够有效为人体补充营养。此外，草莓中还含有丰富的维生素 B_1、维生素 B_2、维生素 C 以及磷、钙、锌、铁、钾等微量元素，因而有养心健脑的独特功效。常吃草莓还能降低罹患心脏疾病和癌症的危险。

猕猴桃：猕猴桃含有大量可溶性膳食纤维，它不但可以有效降低胆固醇，保证心血管的健康，还能够助消化，帮助身体排毒，防止便秘。猕猴桃中维生素 C 的含量很高，上班族每天吃一个猕猴桃，就可以满足身体一天对维生素 C 的需求。此外，猕猴桃中含有的血清促进素和天然肌醇能够起到稳定情绪、调节心情的作用。

杨桃：杨桃含有多种有益健康的成分，如糖分、纤维质、酸素以及维生素 A、维生素 C 等等。杨桃富含的果酸可以起到美白保湿的作用，对加班熬夜带来的皮肤问题有很好的改善作用。杨桃还可以降低血脂和胆固醇的作用，能够预防高血压及心血管疾病，同时还能够降低血糖，保护肝脏。杨桃中丰富的有机酸可以迅速为人体补充水分，能够起到生津止渴的作用，还有醒酒的功效。

山楂：山楂是有名的"长寿果"，对降低血脂、强健心脏、化痰平喘、消食解腻、活血化瘀都能起到很好的作用。山楂中所富含的维生素C、胡萝卜素以及黄酮类等物质能够抑制、减少体内自由基的形成，有效增强人体的免疫力，可以延缓衰老、防治癌症。此外，山楂还能够改善睡眠。

鲜枣：鲜枣被称为"天然维生素丸"，同其他水果相比，鲜枣的多种营养元素均居于首位。其中，芦丁能够软化血管，提高免疫力，有效预防高血压和心脏疾病；钾元素参与蛋白质和碳水化合物在人体内的合成与代谢，增加机体的兴奋度，抵抗疲劳；维生素C可以使胆固醇转化成胆汁酸，降低罹患胆结石的风险；此外，大枣宁心安神、益智补脑、补气补血的作用也十分明显，适合职场朋友食用。

石榴：石榴晶莹剔透、酸甜多汁，虽然吃起来有些麻烦，但其强大的抗氧化作用不容忽视。国外做过专门的研究实验，结果证实，连续两周，每天食用一个石榴，能够有效降低40%的氧化速度，还能明显减少沉积在体内的氧化胆固醇。即便不再坚持食用，其神奇效果还能够保持30天左右。因此，对于经常操作电脑的职场白领而言，石榴是保护眼睛、皮肤以及机体细胞的佳品。

樱桃：樱桃色泽鲜艳，酸甜适口，受到许多人的喜爱。其含铁量居各种水果之首，因此常吃樱桃能够为身体补充铁元素，促进生成血红蛋白，不仅能够防治职场女性易患的缺铁性贫血，还能够健脑益智，增强机体免疫力。此外，樱桃能够健脾顺胃、和中养气、祛除风湿，对消化不良、身体虚弱、风湿骨痛等多种身体不适都有很好的调养作用。经常吃樱桃还能使皮肤白皙红润，气色好。

西瓜：西瓜甜美多汁，是夏季最为常见的水果之一。它营养丰富，素有"瓜中之王"的美誉。西瓜中含有大量的水分，能够有效清热解暑，吃后尿量明显增加，可以帮助身体排毒。此外，在缓解肾病、降低血压、美容养颜方面，西瓜都能起到不小的作用。

木瓜：木瓜被称作"水果之皇"，其含有17种以上的氨基酸和维生素，

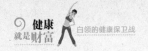
还含有木瓜蛋白酶、番木瓜碱等营养元素，对人体大有补益。木瓜能起到很好的降低血脂、软化血管的作用，可以防止心血管疾病的发生。对于职场朋友而言，常吃木瓜能够健脾消食，有轻健身体、保持体形的作用。此外，木瓜还能使皮肤变得光洁白皙，细腻红润，爱美女性不妨多吃。

●水果要吃得营养又健康

水果是美味又营养的食物之一，但是就吃水果而言，要掌握一些小常识，才能有效获取水果的营养，同时又有利于健康。

早上宜食：苹果、梨、葡萄

在早餐中加入一些水果，能够促进胃肠对食物的消化吸收，防止作息不规律造成的便秘，增加饱腹感，令人精力充沛。需注意的是，夜晚人的胃肠由于处在较长时间的休息状态，清早起床后，其功能还没有完全活化，消化功能比较弱，因而不适合进食对肠胃有刺激性的水果。像苹果、梨、葡萄这类纤维质丰富、酸性不太强、涩味不太浓、营养比较全面的水果，就很适合在早上食用。

空腹忌食：山楂、圣女果、柿子、橘子、香蕉

有一些水果不能在空腹的情况下进食，这类水果有山楂、圣女果、柿子、橘子、香蕉等。山楂含有大量的有机酸、果酸等，这些酸类物质会增加胃酸、刺激胃黏膜，引发胃部不适。圣女果中含有可溶性收敛剂，在空腹的情况下进食，会在胃酸的作用下增加胃内的压力而使胃部发生胀痛。柿子同样有收敛的作用，空腹食用，柿子中的鞣酸及果胶在遇到胃酸后会形成胃柿石，不容易被消化和排出，对身体不利。橘子中大量的糖分和有机酸会刺激胃黏膜，从而致使胃部胀痛、反酸。香蕉富含镁元素，空腹进食会造成血液中镁的含量突然升高，抑制心血管功能。

饭后可食：山楂、橘子、菠萝、猕猴桃、木瓜

山楂能够消滞解腻、帮助消化，饭后食用可以促进脂肪分解。橘子中的有机酸能起到理气的作用，其丰富的果胶可以帮助身体通便排毒。菠萝能够健脾养胃、补气固元，其含有的菠萝蛋白酶，可以增加体内消化酶的含量，加速身体对蛋白质的消化。猕猴桃中含有的猕猴桃酶作为一种消化酶可以帮助分解蛋白质、消化肉类，能起到生津解腻助消化的作用。木瓜富含的木瓜酵素能够有效帮助人体对肉类蛋白质的分解，饭后适量进食木瓜，对消食、解腻、通便有很好的帮助，还能够预防久坐发生的肥胖。

十大健康零食：解馋、美容又养生

各种各样的薯片、虾条、香肠、水果罐头、糕点、冰淇淋是职场白领们在工作之余比较喜欢的食品，实际上，这些食品的营养成分非常低，高盐分、高糖分、大量反式脂肪酸，且多数含有防腐剂、色素等添加物质，经常食用不仅会破坏三餐的规律性，对身体健康也非常不利。对此，中国营养学会的专家表示，零食虽有健康隐患，但也不一定要完全避免食用，在众多的零食中，选择一些相对健康的食品适当食用，对职场白领们的健康来说也能够起到一定的积极作用。

●黑巧克力

许多爱美人士对巧克力总是敬而远之，认为食用后会发胖，其实不是所有的巧克力都会使人发胖的，黑巧克力主要由可可脂和糖分组成，相对健康。适量食用黑巧克力可以产生饱腹感、抑制食欲，因而适合减肥的人食用。食用黑巧克力还可以稀释血液，保护心脑血管。黑巧克力富含的纤维素能够调节消化系统，防止腹泻。此外，黑巧克力中的抗氧化成分含量也比较高，能够延缓衰老、美容养颜。

健康食用原则：每天的食用量尽量控制在30克以内，如果两餐间隔时间比较长，在两餐之前食用两块黑巧克力是缓解饥饿的好办法。

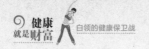

●龟苓膏

龟苓膏是有着悠久历史的传统食物，主要以鹰嘴龟的龟板和土茯苓等多种中药为原料制成，能够起到清热解毒、滋阴养颜、补肾润燥、润肠通便、祛除暗疮的作用，非常适合职场白领们食用。制作龟苓膏的龟板中含有七种人体必需却又无法自制的氨基酸，能够对身体起到很大的补益作用。在三餐不规律、加班熬夜时，食用一些龟苓膏可以有效调节内分泌，防止皮肤粗糙和便秘，又能够促进新陈代谢，帮助身体排毒。

健康食用原则：女性在月经期间不宜食用，脾胃虚寒者也不宜食用。

●海 苔

海苔即烤熟的紫菜，它不仅美味方便，而且营养丰富。海苔含有丰富的维生素 A、维生素 E 以及 B 族维生素，还含有大量的核黄素、烟酸以及人体所必需的钙、镁、钾、铁、铜、锌、锰、磷、硒、碘等矿物质，其中硒和碘的含量最为丰富。海苔纤维高、热量低，在休闲的时候食用一些海苔几乎不会有发胖的危险，而且能够延缓衰老，预防消化系统疾病，促进人体的新陈代谢，保持皮肤的健康润泽。

健康食用原则：海苔性寒，因此脾胃虚寒的人不宜食用；海苔中含大量碘化物，甲状腺患者不应食用；海苔的盐分较高，每次食用量不要超过 50 克。

●野生蓝莓干

蓝莓护眼明目的作用有口皆碑，那是因为蓝莓中含有花青素和紫檀芪两种抗氧化物质，不但可以保护眼睛，还能够强心健脑、延缓细胞衰老。此外，蓝莓素有"超级水果"之称，其维生素 A、维生素 B、维生素 C、维生素 E、钙、铁、锌、铜、镁、磷等营养元素的含量都非常高，在工作之余食用一些蓝莓干，能够提神醒脑，促进血液循环、减轻压力、保护心脑血管健康，还有助于提高注意力和记忆力，从而保证工作效率。

健康食用原则：腹泻时不要食用；尽量选择有机食品。

●阿胶枣

阿胶同人参、鹿茸并称为"中药三宝"，其显著的补血功能、神奇的滋补效果历来受到人们的推崇。大枣含有丰富的维生素，能够养肝、镇静、降低胆固醇。阿胶枣将两者结合，具有气血双补、养胃健脾的作用，对职场女性来说，是美容养颜，令皮肤光洁细腻、面色红润的首选小食。

健康食用原则：脾胃虚弱的人不宜经常食用；女性经期不宜食用；体内上火时期不宜食用。

●甘草杏

杏能够清肺火，降肺气，从而达到滋润肌肤、养颜美颜的功效。甘草可以补脾顺气、止咳化痰、清热解毒，经常吃一些甘草杏可以生津止渴、开胃健脾，因此痰多咳嗽、胸闷气短、大便燥结的职场人士可以适量多食用。此外，常食用甘草杏还能够清除体内的硝酸基，从而起到使血管软化的作用。

健康食用原则：甘草杏在制作过程中加入了较多糖分，因此糖尿病患者不宜食用。

●山楂片

山楂片富含糖类、维生素类、脂肪、胡萝卜素、淀粉、钙、铁等营养元素，能够降血压、降血脂，强心抗癌。在饭前食用山楂片，可以生津开胃，饭后食用，可以消食化积，但无论什么时候食用，都要控制好食量。

健康食用原则：食欲不振及消化不良适宜多食山楂片；脾胃虚弱者不宜多食；山楂片中的酸性物质对牙齿不利，食用后要注意漱口。

●牛肉干

牛肉干秉承了牛肉高蛋白、低脂肪的特点，对想要保持身材的职场白领们来说非常合适。此外，牛肉干中还含有核黄素、钙、铁、锌、硒、钾、

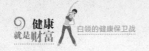

纳、铜等多种营养元素，能够补脾胃、养气血、强筋骨，非常适合工作强度比较大的上班族们作为加餐食用，能够缓解疲劳、体虚、浑身酸软等情况。

健康食用原则：适宜少食多餐，不要一次食用过多。

●枇杷糖

枇杷又叫做"卢橘""金丸"，可以滋阴养肺，理气化痰，止咳平喘，在制成枇杷糖时又添加了甘草、紫苏、藏青果、金银花等药材，其清火润肺、健脾利咽的效果更加显著。在工作繁忙时吃两粒，有清新口气、提神醒脑的效果。

健康食用原则：此零食含糖量比较高，糖尿病患者不宜食用。

●豆腐干

豆腐干营养丰富且均衡，富含豆类制品所共有的蛋白质、脂肪、碳水化合物、钙、铁、磷、纳等营养元素，能够降低胆固醇、防止血管硬化、保护心脏。此外，在饿的时候食用一些豆腐干有很好的饱腹效果，又不会对胃肠造成刺激。

健康食用原则：高血脂、糖尿病、贫血的人不宜食用；此外，豆腐干的盐分较多，不宜经常进食。

及时补充"生命之源"

喝水的学问

　　水在生活中实在太常见了，而它又与健康密切相关，因此，喝水越来越受到人们的重视，可是，真正懂得喝水的人却不在多数。不顾时间地喝水，不挑质量地喝水，如此，水是喝进身体内了，可是，你的水喝对了吗？它对健康真的有所帮助吗？在这个人人都重视健康与养生的时代，简单的喝水，成了一门复杂的学问。

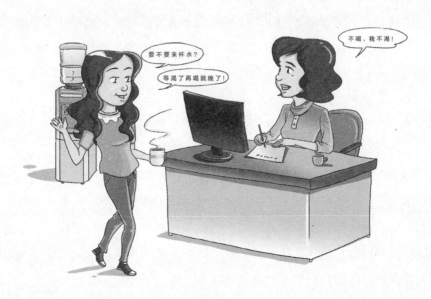

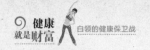
●起床后不宜喝的水

1. 自来水

有些朋友习惯每天早上起床后直接打开净化水龙头接杯水喝，这种做法是错误的。因为水龙头里最初流出来的水已经在水管内静止了一晚上，这期间同水管和水龙头这些金属接触时会发生化学反应，被金属污染，还会有未被净化的残留微生物滋生繁殖等问题，还有可能含有影响呼吸道健康的军团菌，这样的水喝下去对人的身体健康是有害的。

因而，早上打开水龙头后，应该稍等一会，等到静置一夜的死水流出后再接水饮用，而不要开了水龙头就立即接水喝，要马上纠正这个不健康的习惯，不要给健康埋下隐患。

2. 久置的开水

烧开的水放置久了之后，里面的氮类有机物会发生分解反应，生成亚硝酸盐。再加上受细菌污染等因素，放置的时间越久，产生的亚硝酸盐越多。这种水喝下去以后亚硝酸盐会与血液里的血红蛋白结合，导致血液的输氧能力变差，还会引发消化系统疾病。

因此，烧开后放久了的水，无论是存放在暖瓶内还是水杯内，都会产生有害成分而不适合再饮用了。应当喝烧开后放置时间未超过一天的水。此外，饮水机内多次沸腾的水也是不利于健康的，最好在烧开后接出开水，再继续烧。

3. 淡盐水

有一种说法是早起喝一杯淡盐水，能够清理肠胃、防止便秘。这种说法有一定的道理，但是对于健康整体来说益处不大。

第四军医大学生理学专家朱教授指出，人在一晚上的睡眠中呼吸系统、排汗系统、泌尿系统都在工作，这些需要消耗大量的水分，而人整夜都无法补水，清晨醒来后，血液的浓缩情况已经非常严重。这个时候饮用一杯白开水可以快速稀释血液，补充身体的缺水状态，而饮用淡盐水则会加重身体缺水的情况，使人体呈现高渗性脱水的状态，容易感觉口干舌燥。此外，早起后血压会有所升高，淡盐水又会刺激血压更高，对健康不利。习惯早上喝淡盐水以防止便秘的朋友可以先喝适量白开水，再饮用一些淡盐水。也可以喝100毫升水中含 0.9 克氯化钠的生理盐水。

在夏天运动出汗的情况下，适量饮用淡盐水可以迅速补充水分，有利于健康。

4. 各种饮料

有些人起床后习惯喝一些市售的果汁、汽水、咖啡等饮料来补充水分，这种习惯也是不利于健康的。可乐、汽水等碳酸饮料多数含有大量柠檬酸，柠檬酸在参与人体新陈代谢的时候会加速钙元素排出，容易使血液中钙的含量减少，致使人体缺钙。而饮料中还有一些成分有利于排尿，在早上饮用不仅无法为缺水的身体及时补充水分，反而会使缺水的情况更加严重，加重身体负担。

因此，果汁、汽水、咖啡等饮料不适合在清早起床后立即饮用，它们会在人体缺水的情况下加重水分的消耗，还会让尚未完全"清醒"的胃肠提前"开工"，对健康造成不利影响。

●健康喝水小窍门

饭前补水好处多

在餐前适量喝一点水可以使食道润滑，调动食欲，达到开胃的效果。因此，在餐前喝水有着重要的意义。在吃固体食物之前，先喝小半杯水，白开水、果汁、花果茶都可以，温度要适中，室温或温水皆可，对养胃有很大的帮助。此外，在进食前喝一碗温热的汤也能起到同样的效果。

多喝"隐形"水

并不一定是拿起杯子喝水下去才能为身体补水，许多食物的含水量也是十分丰富的，有些时候从各种食物中摄取到的"隐形"水分对身体的补益作用也很大。众所周知，米饭是"耐饥"的，其实米饭也是"解渴"的，米饭中的水分要占一半以上，而粥品的含水量就更为丰富了。多种食物中，含水

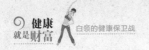

量最为丰富的要数蔬菜和水果，绝大多数的蔬果含水量都在 70% 以上，因此蔬菜水果是摄取"隐形"水的最佳来源。只要在一日三餐中注意干稀搭配，多吃蔬菜水果，就能起到很好的补水效果，而不必一杯接着一杯地喝水了。

利用利水食物保持体内水分平衡

能够维持体内水分平衡才是最佳状态，而不是一味的补水。体内水分过多同样也是不利于健康的，这时候就应该多吃一些利水的食物。利水食物指的是可以让身体内的水分加速排出的食物，主要有三类：一是含有利尿成分，可以促使尿液形成且促进肾脏排泄的，包括咖啡、茶、西瓜等食物；二是含有辛辣成分，可以刺激毛细血管舒张，使人发汗，促使水分从体表排出的，包括姜、蒜、辣椒等食物；三是富含膳食纤维，在胃肠内可以聚集水分，促进粪便结团的，包括蔬菜、水果和粗粮等食物。

●明智喝水是关键

补水，不是越多越好

在身体健康的情况下，每天补充 1500 毫升左右的水就足以保证所需，正常补水条件下的尿液应当是充沛清亮的。如果在正常状态下每天的饮水量超过 2000 毫升，会给肾脏带来负担。而如果室温较高造成排汗较多，或者进食盐分较重，这些情况下是需要多补充一些水分的，不要让身体处于脱水状态。此外，如果存在感冒、发烧、高血糖、肾脏功能异常、泌尿系统炎症等问题，主动大量为身体补水也是十分有必要的。

维生素饮料对美容养生的作用微乎其微

当身体内水分不充足的时候，皮肤会黯然无光、没有神采，还容易滋生痘痘等皮肤问题；同时会发生大便燥结，导致便秘。于是，许多维生素饮料应运而生，有的产品称里面添加了 B 族维生素，能够使皮肤饱满嫩滑、祛除痘痘；还有许多饮料称富含维生素 C，可以美白皮肤。实际上，这些饮料中含有维生素不假，但是单靠喝饮料来补充维生素以达到美容护肤的目的，其作用不大。而且饮料在生产过程中或多或少都会添加一些制剂，多喝对身体反而无利。因此，利用维生素饮料来补充水分是可以的，但是一天一瓶足矣，一定不要认为它们多多益善。

运动补水有讲究

做一些剧烈运动的时候最应该补充的是运动饮料，而不是白开水、矿泉水或者果汁。运动饮料中含有钙、钾、纳、镁以及少量糖分，还含有多种水溶性维生素，可以迅速补充运动中身体散失的水分和身体对水分的需求。白开水、矿泉水会稀释血液，加大排汗量，容易造成严重脱水；果汁的糖分含量过高，容易延长胃排空的时间，人在运动的时候胃部会有不适感。而运动饮料中经过配比的营养成分则会有效避免这些问题，帮助身体在健康的状态下运动。

喝运动饮料需要注意这些问题：

①温度要适宜。运动饮料的温度很重要，温度过高无法帮助身体散热，不利于达到降温的目的；温度过低则会刺激肠胃，容易造成肠胃痉挛。最合适的温度是 10℃左右，口感凉爽，又没有刺激。

②补水时间要掌握好。最好在运动前、运动中、运动后都补充一些水分。运动前补 250 毫升左右，运动中每隔 15 分钟补充 100~200 毫升，运动后再补充 500 毫升。同时要注意不要等到口渴时才喝水，口渴的时候身体已经丢失了比较多的水分，等到这时再补水已经不能立即使身体恢复到正常状态了。

防范酸味／甜味饮料

酸酸甜甜的饮料清凉可口，因而受到许多人的喜爱，但是饮用的时候一定要注意适度，不要过量。饮料中的酸味多源于柠檬酸、苹果酸等调味剂，能够起到增进食欲、帮助消化的作用，但是如果摄入过多，体内的有机酸就会过量，导致体内酸碱失衡；而饮料中的甜味则是添加了大量的糖分，过多摄入会使体内血糖值上升，此外，过多的甜味饮料对体重也是个不小的负担。

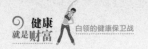
适合上班族的饮品

职场白领们有着优越的办公条件，但在久坐不动、长时间与电脑为伍的情况下，要保持健康与美丽是很不容易的，得内调外养都做足了才行。而"内调"，除了靠吃进去的食物，就是各种各样的饮品了。

● 蜂 蜜

1. 小蜂蜜，大功效

上班族的健康饮品，首推蜂蜜。前文提到过蜂蜜补脑益智的作用，其实蜂蜜的功用可不止这一点，对于职场朋友来说，它的补益作用是很多元的。

①润肺止咳：蜂蜜能够清火消炎、化痰止咳，在干燥的春季能起到很好的补养功效。

②消食化积：蜂蜜中含有能够保证胃酸正常分泌的成分，能够促进胃肠蠕动，帮助消化，防止和改善便秘。对于容易便秘的职场朋友来说，每天早晚喝适量蜂蜜水，可以有效促进排便。

③醒酒：蜂蜜中含有一种特殊的果糖，这种成分是许多水果所不具备的，它能够加速身体对酒精的分解和吸收，因而能够帮助酒醉的人加速清醒，同时能够缓解醉酒后头痛的感觉。对于职场应酬比较多的朋友，不妨在身边常备蜂蜜水。

④改善疲劳：蜂蜜中含有大量大脑神经元所必需的能量，在经过长时间的工作以后，大脑感觉疲劳的时候喝一杯蜂蜜水可以有效提神醒脑。此外，蜂蜜中的糖类营养能够被身体快速吸收，.为机体提供营养。

⑤保护心脏和血管：蜂蜜能够增加血红蛋白、扩张心脑血管，防止形成血栓，改善血液循环，而且能够改善心肌代谢，从而保护心脏。

⑥镇静神经：蜂蜜中的糖类、多种维生素及微量元素能够改善神经紧张的状况，调节神经系统，辅助睡眠。重要的是蜂蜜在镇静神经的同时不会使人感到压力、疲劳、无法集中精力，这是其他能够起到镇静作用的药物所不具备的。

⑦护肤养颜：对职场女性来说，蜂蜜是十分理想的护肤品。无论是内服还是外用，蜂蜜的营养元素都能够减少皮肤问题，让皮肤有弹性、有光泽。

2. 各种类，效不同

蜂蜜的种类有很多，且功效各有侧重。

桂花蜜：止血消肿，润肺通肠。

玫瑰蜜：补脾养肝，解毒顺气。

枣花蜜：补血养血，健脾养胃。

荔枝蜜：安神止痛，通经活络。

柑橘蜜：生津止渴，开胃益气。

龙眼蜜：健脑益智，提高记忆。

枇杷蜜：镇咳化痰，温中和胃。

枸杞蜜：养肝明目，滋阴壮阳。

人参蜜：安神活络，养血养颜。

党参蜜：益气补血，清心安神。

黄连蜜：清热解毒，消炎祛火。

冬　蜜：养胃润肠，润肺理气。

蜂巢蜜：消炎止痛，防治炎症。

蜂蜜醋：消食化积，降脂活血。

3. 时不同，功效异

知道了各种蜂蜜的功效，还要掌握喝蜂蜜水的时间，即何时喝蜂蜜水，才让它的营养价值得到充分发挥。

早上起床后直接饮用一杯蜂蜜水是不合适的，清晨的第一杯水应该起到稀释血液、清扫身体内部环境的作用，白开水最为适宜。而蜂蜜水中所含的果糖必须通过机体代谢才能够转化为能被吸收的葡萄糖，在清早人体的代谢功能还没有完全恢复的时候饮用，反而会给身体带来负担。此外，在空腹的情况下喝蜂蜜水，会刺激胃酸分泌，长期如此容易导致胃部疾病。如果是便秘的朋友，早上空腹喝一些蜂蜜水是可以润肠通便的，但不要长期如此，或者也可以

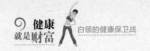
在喝过一杯白开水后再喝适量蜂蜜水，这样就相对健康一些。

对于工作紧张的白领们来说，在工作的时候或者是午休的时候，随时饮用一些蜂蜜水能够有效提神醒脑，缓解疲劳，这是由于蜂蜜中含有的镁元素可以调节情绪、舒缓神经、减轻压力。

蜂蜜中含有丰富的 B 族维生素，在睡前喝一杯蜂蜜水能够镇静安神，帮助睡眠，因此，经过一天劳累工作的上班族们可以在晚间饮用。不过，并非所有人都适合在睡前喝蜂蜜水，因为蜂蜜含糖，饮用后会显著提高血糖，因而血糖较高的朋友不适宜睡前饮用。

●酸 奶

许多人都非常喜欢喝牛奶，其实喝酸奶的好处也不少。酸奶富含有机酸，这使得它不仅口感爽滑，而且能够有效抑制微生物的滋生，在进入人体后能够降低肠道的碱性，促进胃部消化液加速分泌和胃肠蠕动，因此，酸奶对于午餐时间十分紧张，用完餐就回到座位上继续工作、没有时间活动的上班族来说，是消食化积的好饮品。

同时，由于经过乳酸菌的发酵，酸奶中的氨基酸和蛋白质等成分变得更加容易被身体吸收，而能够舒缓心理压力，缓解高强度工作引发机体疲劳的酪氨酸含量在发酵后大大提高，因而，上班族们在午餐后喝一杯酸奶，不仅可以促消化，还能够放松身心，提升下午的工作状态和工作效率。

美国哈佛大学公共卫生学院一项新的研究结果表明，喝酸奶能够提高人体对辐射的耐受力，抑制受到辐射后人体淋巴细胞数目变少的情况，因而喝酸奶可以使免疫系统不受辐射损害，还能够减轻辐射对身体的损伤。对于长期面对电脑、无时无刻不处于辐射环境中的职场白领们来说，每天喝适量酸奶，对健康的好处非常大。

如此说来，酸奶就不仅仅是办公族最爱的饮品了，只要在电磁辐射的环境中工作，无论男女都应该每天喝上一两杯酸奶。

●绿 茶

绿茶是较为常见的一种茶，它一直深得女性的欢心，因为它不仅可以抗氧化，延缓衰老，还能够瘦身降脂。其实，绿茶不仅可以美容养颜，它还有很多利于健康的功效。

1. 提神舒压

喝绿茶能够提神醒脑明目，绿茶的咖啡因含量有 5% 左右，能起到很好的提神作用，同时由于茶叶的复合营养体系，它的咖啡因的刺激性要远远小于咖啡，相对要柔和许多。绿茶中的茶氨酸还可以使人镇静平和，舒缓心理压力，因而是工作强度大、压力大的白领们的首选茶饮品。

2. 延缓衰老

自由基是在身体的氧化反应中生成的化合物，具有强氧化性，它作用于人体细胞，使细胞壁和身体大分子遭到破坏，人体的脂肪酸发生过氧化反应，造成细胞老化，可以说，自由基是造成人体衰老的罪魁祸首。绿茶中的茶多酚是自由基的克星，它可以有效清除自由基，保护机体细胞，防止体内脂肪酸产生过氧化反应，因为可以有效延缓衰老。

3. 防辐射

当今社会是信息技术高度发达的社会，职场白领们工作时要面对电脑、打印机、复印机，休闲时要面对电视、手机，可谓时刻处在电磁辐射的包围之中。而电磁辐射首先会破坏人体的造血功能，使血液中白细胞的数量大大减少。绿茶中的维生素 C、多糖和茶多酚等物质都能够显著提高白细胞的数量，还能提升人体的免疫功能，很大程度地修复人体因电磁辐射而受到损伤的情况。

4. 降脂瘦身

绿茶中富含多种能够有效降低血脂和胆固醇的物质，是健康瘦身的好帮手：绿茶中的茶多酚可以防止脂肪及甾醇在肝脏和血液中大量留存；咖啡因可以促使脂肪快速分解，还可以促进消化液的分泌；叶绿素能够抑制胃肠吸

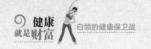

收过多的胆固醇。这多重因素使得饮用绿茶能够降血脂、消脂肪、瘦身减肥。

5. 增强机体免疫力

绿茶中的茶氨酸可以帮助机体免疫细胞不受干扰素的影响，多糖、多酚等成分可以提高免疫细胞的数量和活性。经常喝绿茶能够使白细胞和淋巴细胞增加，促进细胞间素的生成，提高脾脏的功能，因而可以增强机体免疫力。

6. 防龋固齿

绿茶中的茶多酚可以杀灭口腔内的细菌，防止龋齿的产生；喝茶还能提高氟素的吸收率，加固牙釉质。

7. 解烟毒

大家都知道吸烟有害健康，但是有的人一时半会儿又戒不掉，这种情况应该常饮绿茶。绿茶中的多种维生素及茶多酚能够有效降低尼古丁等有毒物质的毒性，因而一定程度上可以起到解烟毒的作用，对吸烟者有益。

8. 保护心脑血管

绿茶中的茶多酚能够降血压、降血脂、抗血凝、防硬化，对维持血液健康、防止高血压有着很大作用；绿茶中还含有类黄酮，能够防止血小板过度聚集，可以预防脑血栓和脑中风的发生。

9. 防癌抗肿瘤

医疗研究人员指出，每天饮用三杯以上的绿茶能够有效预防皮肤癌，同时还能够降低肝癌、前列腺癌、卵巢癌的发病率。这是因为绿茶中的茶多酚有抗氧化的功效，能够杀死部分癌细胞，并能显著抑制肿瘤细胞的增长，从而降低罹患癌症的危险。

●红 茶

红茶属于全发酵茶，对人体的保健作用也很大：能够强身健骨，防止骨质疏松；可以增进食欲，利水消肿；有较强的抗菌力，能够预防感冒。

对于白领族来说，午休期间喝杯红茶还有提神舒缓、减轻压力的功效。医学研究表明，红茶中富含咖啡因，能够刺激大脑皮层，使神经中枢兴奋起来，因而能够提神醒脑，集中注意力，提高记忆力；同时，喝红茶能够促进心脏和血管的兴奋，使心脏的搏动增强，使血液循环加速，这样一来就促使人体发汗、排尿，从而加速排出使人感觉疲劳的乳酸和其他人体老废细胞，因此，喝红茶能够减轻疲劳和压力。此外，红茶适宜热饮，不仅暖胃功能更好，舒缓减压的效用也更为显著。

●白　茶

白茶以其"三抗""三降"以及"六养"的功效著称。其"三抗"是指抗氧化、抗辐射、抗肿瘤，"三降"是指降血压、降血脂、降血糖，"六养"是指养心、养肝、养目、养神、养气、养颜。白茶在美容健身的方面都有很好的功效，因而非常适合职场白领们饮用。

●花草茶

近些年来，在都市女性中掀起了一股喝花草茶养颜瘦身的风潮。花草茶集合了众多鲜花的营养成分，富含多种维生素，在疏肝理气、调节神经、养颜排毒等方面都对人体大有裨益。此外，花草茶作为一种天然饮品，不仅适合女性饮用，男性有选择地经常饮用一些，同样对健康有利。

不同的花草茶具有不同的功效，下面介绍一些对职场人士来说比较适用的常见搭配。

1. 美容养颜

玫瑰花 + 桃花：祛痘、消斑、补水。

桃花 + 柠檬片 + 百合花：清热、去火、除痘。

玫瑰花 + 苹果花：调经、补血、美白。

熏衣草 + 柠檬片 + 玫瑰花 + 玉美人：祛斑、滋润、抗皱。

玫瑰花 + 茉莉花：滋润、祛斑。

2. 排毒瘦身

荷叶 + 决明子：消脂、瘦身。

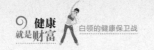

苦瓜茶＋粉玫瑰：降压降脂、补血养颜，防止内分泌紊乱造成的肥胖。

柠檬草＋马鞭草＋迷迭香：利水消脂，防止下半身肥胖。

菩提叶＋柠檬草：清肠排毒、分解脂肪。

代代花＋桃花：消脂、养胃，防止脾胃失调造成的肥胖。

3. 养肝明目

苦丁茶＋决明子：降肝火、理气、明目。

野菊花＋百合花：清肝火、润肺。

莲子心＋金莲花＋甘草＋野菊花：清热解毒、养肝明目。

决明子＋枸杞＋菊花：清热解毒、养肝明目。

玫瑰花＋柠檬草＋马鞭草：解酒保肝，加强肝脏代谢。

4. 安神舒压

薄荷＋金盏花＋甜菊叶＋迷迭香：提神醒脑、消除宿醉、缓解头晕头痛。

迷迭香＋洋甘菊：舒缓压力、集中注意力。

玫瑰＋菩提叶＋迷迭香：调节神经、舒压安眠。

洋甘菊＋熏衣草＋菩提叶：治疗头痛、松弛神经、促进睡眠。

熏衣草＋玫瑰＋洋甘菊：安抚心情、舒缓头痛、消除噩梦。

5. 滋养五脏

贡菊＋勿忘我：滋阴补肾、清热解毒。

康乃馨＋玉美人：滋阴补肾、理气排毒。

薄荷＋麦冬＋胖大海：润肺止咳。

桂花＋百合花：润肺清火、止咳化痰。

人参花＋灵芝片：壮阳强身、补气养心、抗疲劳。

金盏花＋桂花：养肝、养胃、滋阴补肾、解暑、排毒养颜。

洋甘菊＋茉莉花＋薄荷叶＋紫罗兰：促进胃肠蠕动、促消化、改善胀气。

按需排便，一身轻松

便秘，职场公开的秘密

　　淼淼在一家公司任公关部门经理，日常工作非常繁杂。一年之前开始便秘，但由于工作太忙，没有时间去医院，也没有注重调理，实在太过难受，就喝一些清肠茶或吃几片芦荟胶囊顶一顶。近几个月，淼淼经常感觉消化不良，吃完饭后腹部总是胀痛，皮肤开始变得粗糙、干燥，还长出来恼人的小痘痘，睡觉也总是不安稳。在身体状况严重影响工作效率的情况下，淼淼到医院请医生诊治，医生说她的这些症状全是由于便秘造成的。

　　便秘是临床上较为常见的一种病症。主要病症表现是排便次数减少，以及粪便干燥、粪质坚硬，造成排便困难、费力，同时还可能伴有腹部胀痛、便中带血等情况。医学上认为，人在正常状况下，应该每天排便一到两次或者两到三天排便一次，不过，由于排便次数及便量容易受到食物和环境等原因的影响，偶尔出现三天以上没有排便的情况也不是什么大问题，但若是经常出现这种情况就要引起重视了，以免造成习惯性便秘。

　　以往，容易患上便秘的都是胃肠功能较弱的老年人，近年来，患上便秘的年轻人却越来越多，尤其是职场白领们。据调查显示，有30%以上的白领患有不同程度的便秘，这其中又以女性偏多。工作多、压力大、加班熬夜、精神紧张、作息及饮食无规律……都会造成便秘。便秘，已是职场公开的秘密。

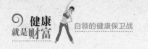
●便秘在职场"肆虐"的原因

我们先来看看排便需要经过怎样的过程。当消化中的食物残渣停留在大肠内的时候，经过肠内细菌的发酵和催腐作用形成粪便，肠道的蠕动使得粪便进入直肠，直肠中的感觉细胞将便意传至神经中枢，再传至大脑皮层。大脑皮层传出指令，直肠和结肠进行收缩反应，肛门处的括约肌舒张，粪便得以排出体外。当有便意的时候却忍着，肠道对大脑所传出的指令会失去敏感度，反应也就越来越迟钝，久而久之，便意就不容易出现了，再加上食物残渣中的水分逐渐被肠道黏膜所吸收，变得又干又硬，就更加容易造成排便困难，便秘也就随之产生。

一般来讲，排便通常在早上进行，职场白领们由于早上时间不充足经常抑制便意，在单位又忙于紧张的工作，即使有了便意也不去排便，这是造成便秘的主要原因，时间长了容易造成习惯性便秘。下面的一些不良习惯也会造成便秘。

1. 如厕时习惯读书看报

有些职场朋友习惯在上厕所的时候拿着书或报纸，甚至带上手头未完成的工作，这是个很容易造成便秘的习惯。坐在马桶上的时间如果超过了10分钟，肛门所要承受的压力就会增加一倍，容易引发痔疮。而且，由于书报吸引了注意力，排便时便会分神，导致身体器官对大脑指令的反应变得迟钝，从而引发便秘。

2. 很少喝水

职场白领族工作一忙起来经常忘记为身体补充水分，身体一旦缺水，肠道中的食物残渣就会干结变硬，不容易排出，排便时还会对肛门造成伤害，引起肛门肌肉磨损，严重的话还会引发肛裂。

3. 进食不当

一日三餐无规律，又无法顾及营养的摄入，也是造成白领族群便秘频见的原因之一。此外，许多职场女性片面追求苗条身材，只吃很少的一点食物，而且不吃荤菜，也是造成便秘的主要原因。由于进食比较少，这些食物的残渣聚集起来也只有很小的一块，无法对直肠内壁造成足够的刺激，因而也就无法产生便意，这样一来，食物残渣便长时间停留在肠道里，时间久了就造成了便秘；而不吃荤菜使得体内油脂不足，肠道也就得不到有效的润滑，也会造成排便不畅。

4. 经常服用治疗便秘的药物

许多职场朋友比较重视自己的健康状况，一旦发生两三天没有排便的情况便开始服用治疗便秘的药物，或者喝一些清肠茶，这其实是一种不利于健康的习惯。经常服用能够帮助排便的药物，身体慢慢会产生抗药性以及依赖性，久而久之，肠道会失去自己蠕动的能力，反而加重便秘症状。

5. 缺乏运动

职场白领们久坐不动，会造成肠道肌肉松弛，减弱其蠕动帮助消化的功能。特别是对于腹部肌肉力量较弱的职场女性来说，肠道蠕动减弱会直接造成排便无力。因而，久坐办公室的白领朋友易患便秘。

6. 习惯穿塑身衣

许多职场女性为了保持身材喜欢穿塑身衣，但塑身衣对身体的不利影响是很大的。它会对调节排便的副交感神经造成压迫，抑制肠道消化液的分泌，因而，在排便时，肠道蠕动减弱，无力将粪便将前推，水分又不断地被肠道吸收，这种情况下，非常容易发生便秘。因此，患有便秘的女性朋友，要尽量少穿或不穿塑身衣。

●了解便秘的危害

许多人认为，便秘不过就是排便不顺畅，不刻意治疗自己也会缓解，而且也不会给身体造成大的伤害，故不用重视，其实这种想法是错误的，长期便秘对身体健康的威胁是很大的，且表现在多个方面。

1. 造成皮肤问题

粪便长时间滞留在肠道中，经过消化液和细菌的发酵和腐败作用后会产生大量毒素，若沉积在身体里无法排除便会产生痘痘、色斑、面色晦暗等皮

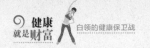
肤问题。

2. 发生肥胖

粪便积聚在肠道内无法排除，其毒素会导致肠道发生水肿，致使小腹凸起，形成梨形身材；同时便秘还会影响下半身的血液循环。

3. 导致口腔异味和体臭

体内毒素无法排出会引起口腔异味以及体臭。

4. 食欲下降

便秘的病症表现之一就是腹部胀痛，同时还会伴有恶心、厌食的症状，造成食而无味、没有食欲。

5. 神经衰弱

便秘患者通常对大便有恐惧感，长期的排便困难会使人对如厕产生心理障碍，在平时的生活中也容易心神不宁、躁动不安，还会伴有失眠或睡觉轻等症状。

6. 引发女性痛经

便秘会使女性的盆腔肌肉长时间受到刺激，容易引发痛经。

7. 性生活障碍

长时间便秘会导致性生活障碍，男性容易性欲减退，阳痿、早泄，女性容易性冷淡以及性高潮缺失。

8. 引起并发症

便秘患者容易并发痔疮、肛裂、直肠脱垂等肛肠部位疾病，诱发腹疝；高血压患者容易诱发心梗和脑血管意外，肝硬化者易引起食道胃底曲张静脉的破裂出血，还可诱发痛经等妇科病。

9. 诱发癌症

肠道内部的毒素无法排出，会对肠道黏膜造成持续刺激，容易诱发大肠癌。此外，便秘会使女性罹患乳腺癌的风险加大。

10. 造成猝死

对于患有心脑血管疾病的患者来说，严重的便秘会使得肛门收缩异常，使血压快速上升，发生猝死。

治疗方法大搜罗

便秘在职场白领中属于高发的病症，但往往容易被大家忽略。主要原因是其对生活造成的困扰不明显，排便过程是很难受，但一旦离开马桶便会"好了伤疤忘了疼"，因而大家都不去重视。其次是由于病症难以启齿，在出现病症的时候大家习惯选择忍耐而不去就医，这会使病痛加剧。

身体健康与否取决于日常生活习惯的好坏。温水煮青蛙的故事大家都知道，不好的习惯一点点累积起来就会损害健康。只有在日常生活中养成有利健康的习惯，才不会招致疾病。而一旦产生疾病，要及时纠正坏习惯，并引起重视，积极治疗，才能有一个健康的身体。对便秘这种由不良习惯累积而成的病症来说尤其如此。

●养成预防便秘的几个好习惯

1. 定时排便

早上是身体排出毒素的好时机，因此，即使没有便意，起床后最好也到厕所里蹲一会儿，有意识地养成清早定时排便的习惯，坚持一段时间后身体就会适应，从而养成相关的习惯。

2. 按需排便

在平时的生活中，特别是在工作时，产生便意的时候不要加以抑制，尽量立即如厕，避免粪便在肠道发生逆蠕动后返回结肠，积存于体内，造成便秘。

3. 清早饮水

清早起床后先喝一杯温开水，促进胃肠蠕动。

4. 重视早餐

进餐后，进入胃里的食物会引起消化道反射，促进肠道蠕动，帮助排便。而不吃早餐胃肠道就不会有相关反应，致使头一天吃的食物在体内积

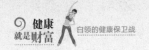

存，无法排出。

5. 食物调养

蔬菜、水果、粗粮中含有较多的膳食纤维，能够刺激肠道蠕动，有利于防止便秘。

6. 多做运动

深呼吸、散步、打太极拳、瑜伽、跑步等运动，都能够在锻炼身体的同时促进胃肠蠕动，加强腹部肌肉的收缩力及肛门肌肉的舒张力，帮助排便顺畅。

7. 心情愉悦

要保持乐观向上的心态，这也是防止便秘的一大方法。悲伤、抑郁的心情会使得神经系统紊乱，从而引发便秘。

8. 拒绝泻药

偶尔发生便秘的时候，最好不要服用有辅助排泄效果的药物或者茶饮，以免产生依赖性。不妨吃一些葵花籽、黑芝麻、核桃、杏仁、桑葚等能够润肠通便的食物进行调养。

●掌握治疗便秘的小动作

上班族们最容易因为久坐不动、饮食无规律造成便秘，掌握一些小动作，再加上注意饮食，缓解便秘并非难事。北京体育大学的汪教授就曾提出过这样几个小动作，只要每天抽出一点时间做一做，就能逐渐摆脱便秘的困扰。

1. 上下抬起

在床上仰卧，以臀部作为支撑，依靠腹肌的力量将上身和下肢同时向上抬，抬到一定高度后坚持15秒钟，然后放松，重复做5次。每晚睡前坚持做这个动作，能够增加腹部运动，促进早上起床后顺畅排便。

2. 蹬车轮式

取仰卧姿势，双腿在空中轮流屈伸，就像在骑自行车一样，同时可以不断调整动作幅度，逐渐加快速度，最好做到稍稍出汗。每天早上醒来后躺在床上做一分钟的蹬车运动，可以促进胃肠蠕动，促使产生便意。

3. 分腿并腿

取仰卧姿势，两腿支起，使大腿和小腿呈 90°，两腿不断分开再合拢，依靠腹部的力量保持住身体的平衡并协调动作。在做这个动作的时候最好在背后垫个柔软有弹性的垫子。这个动作在用过晚餐后边看电视边做再合适不过，重复做 20 下。常做这个动作可以使肛门部位的肌肉得到有效锻炼，同时可以锻炼腹部肌肉。

4. 宠物式

以手掌和膝盖点地作为支撑，收缩腹部，弓起背部，头低下去，深吸一口气，要感觉自己像一只猫在弓背一样；随后呼气、放松，将头抬起来，腰背向下沉，这时要感觉自己像宠物狗一样。两个动作交叉进行，每个重复 5 次。这组动作能够提高腹肌力量，有效促进胃肠蠕动。

5. 单腿单手支撑

仍旧是以手掌和膝盖撑地，颈部同背部保持在一条直线上。先将左侧的手臂和下肢慢慢抬起，伸直成一条直线，保持 5 秒，放下，再换右侧重复此动作。这个动作同样能够有效锻炼腹部肌肉，缓解便秘。

6. 走猫步

顾名思义，就是模仿模特们走路的方式，行走的时候两脚要轮流踩在双脚中间的直线上，动作可以适当大一些。这个动作可以在向前行进中做，也可以在原地做，对锻炼腰腹肌肉、促进肠道蠕动能起到较好的作用。

7. 揉 腹

取仰卧姿势，身体自然伸展，放松身心。手掌放到脐下一寸处，以此点为中心旋转按揉，先按顺时针方向揉 20 次，再按逆时针方向揉 20 次，依次刺激腹部肌肉，缓解便秘。

8. 紧 腹

类似于平时经常做的仰卧起坐，不同之处在于不需要坐起来，只做到上身同床铺呈 45° 就可以了，在此基础上保持数秒，这个动作比仰卧起坐更能

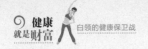
锻炼腹部肌肉，除了能够防止便秘，对消除腹部赘肉也能起到很好的作用。

9. 以臀支撑走

取坐姿，坐在床上或地上（不能太凉），两腿伸直，稍稍抬起，然后以挪动臀部来带动身体向前"行走"。先向前，再后退。每晚做两组，就能有效缓解便秘。

10. 提肛锻炼

站姿坐姿躺姿皆可，不断做提肛的动作。肛门的一松一弛间，就能够提高肛门部位肌肉的力量，使排便进行得更为顺畅。

●饮食疗法治便秘

1. 蒸食南瓜

南瓜的含糖量以及热量都很低，同时富含粗纤维，能够起到很好的通便效果，非常适合体寒体虚的便秘患者食用。如果想要得到更好的清肠通便的效用，最好将南瓜蒸熟后趁热吃，能起到很好的温补效果，还能排毒通便。

2. 葡萄干

每天食用 30 粒葡萄干，能起到很好的润肠通便的作用。最好在午餐和晚餐中间当作间食食用，连吃 30 天就能达到缓解便秘的作用。

3. 红　薯

红薯中含有多种营养元素，比如维生素 E、维生素 B、胡萝卜素、钾等，常吃红薯可以预防多种疾病。红薯中还富含粗纤维，可以降低胆固醇，还能治疗便秘。其润肠通便的效用很温和，食用稍稍过量也不会引起胃肠不适。

4. 西梅汁

美国的一项医学研究证实，肠道没有进行足够的蠕动是大多数便秘病发的原因。西梅汁内富含果胶纤维和植物纤维，前者是可溶性的，后者是不可溶性的，这两类纤维相结合能够显著提高肠道蠕动的速率，促进排便顺畅。此外，西梅汁能够在人体内生成木糖醇和山梨糖醇，前者能够加速胃排空，提高肠的运动速度；后者能调节肠道菌群，使胃肠放松，并且使肠道内的消化物不再干结。因此，西梅汁对缓解便秘有很好的效果，受此困扰的白领朋友不妨一试。

5. 酸 奶

酸奶能够有效调理肠胃、调节肠道菌群，对积食和肠道功能紊乱导致的便秘能起到很好的缓解作用。平时没有喝酸奶的习惯的职场朋友可以每天喝两到三杯酸奶，坚持半个月就能见到效果。要注意的是应该喝富含活菌的酸奶，而不是经过稀释又添加其他成分的酸奶饮料。

6. 决明子粥

先用适量水将 30 克花粉（任意花粉均可）、30 克决明子煎煮半个小时左右，然后取其汁水将 80 克大米煮成粥，食用前调入适量红糖。这个量适宜早晚各食用一次，对缓解体内上火所致的便秘有很好的缓解效果。

7. 芝麻粥

锅中倒少量油，将 5 克黑芝麻用中火炒至出香味，取出备用；将 50 克粳米洗净，倒入锅中，加入适量清水，大火烧开后改小火慢熬，待大米达到八成熟的时候放入做好的黑芝麻，再接着熬煮成粥。早晚食用，食用前可以调入适量蜂蜜。能起到很好的润肠通便的效果。

8. 黄芪粥

将 30 克黄芪洗净放入锅中加水煎煮半个小时，取其汁水将 60 克大米煮成粥。早晚食用，能起到补气养身、润肠通便的作用。

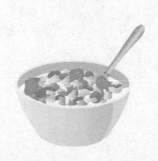

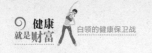

忙里偷闲做运动

上班时：办公室里的"小动作"

　　上班族们生活节奏快、工作压力大，这使得许多职场白领每天只在单位和住所这两点一线间生活，很难挤出多余的时间做做运动。整天待在办公室里、缺乏运动的职场白领们身体大都处于亚健康的状态。同时，抵抗力差、身材走形等问题也不断出现。其实，需要长时间待在办公室里并非一定会造成身体亚健康，只要在工作时保持正确的坐姿，时不时起身走走，再做一些适合在办公室里做的运动，健康，真的没那么难。

　　上班族们平时办公时要注意关节和肌肉的放松，以免产生酸痛感；要注

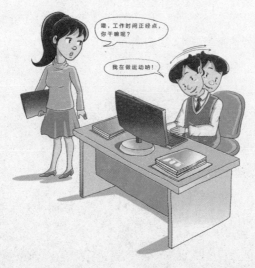

意劳逸结合，不要一头扎进工作不顾身体；在工作不那么忙的时候可以做做下面这几组"小动作"，可以有效驱走酸痛，缓解疲劳。

●五组动作助你身轻体健

1. 摇头晃脑

一直对着电脑工作，脖子会长时间保持向前倾的状态，这样一来颈部很容易产生酸痛感，同时还有患上颈椎病的危险。因此，伏案之余经常"摇头晃脑"，适当左右转动、前后摇摆一下颈部和头部，或者用手掌揉捏后颈部，都能够有效缓解颈部酸痛，改善脑部供血不足，提神醒脑，长期坚持对神经衰弱、头痛、失眠等症状都有很好的治疗效果。

2. 抬肩摆臂

职场白领长期伏案工作，双肩下垂的同时手指又要置于恰当的位置敲击键盘，这就使得肩部和手臂处在一个不自然的姿势下，而且要保持相当长的时间，很容易造成肩臂部位的僵化；另外，许多上班族气血不足，再加上空调吹出的凉风侵袭肩部，也会使肩部出现酸痛、僵硬、麻木、无力等症状。时常活动一下肩部和手臂可以避免和缓解这种情况。抬肩的同时缩脖，垂肩的时候伸脖，可以同时预防颈椎病和肩周炎；而将手臂前后摆动、在空中画圈则可以保持肩部和手臂气血的运行，缓解不适。

3. 揉捏耳部

传统中医有言：肾开窍于耳。其实，不仅仅是肾，我们身体的各个器官都有相应的投射点体现在耳朵上。因而，经常揉捏耳部，可以对这些五脏六腑的投射点进行刺激，进而可刺激身体的末梢神经，使血液循环更加顺畅，帮助脏腑放松排毒，脏腑的健康关系到人的精神和体力是否充沛，故经常揉捏耳部是"不需要运动的运动"。具体做法为：双手在同侧的耳部捏揉，然后向上、下、外侧拽动。

4. 伸伸懒腰

别看白领们坐着办公，看着挺舒服，实际上工作一段时间后，通常会感

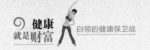
觉腰酸背痛。这是由于身体始终保持着一种姿势不变，总有一部分肌肉始终处在收缩状态，而另一部分肌肉始终处于舒张状态，无论是收缩还是舒张，都容易造成肌肉疲劳和酸痛。每当这时可以伸一伸懒腰，同时双臂上举，就能够有效缓解疲劳不适的感觉，伸懒腰的动作可以尽量夸张一些，以使上半身各个部位同时得到锻炼，显著改善上半身特别是脑部的血液循环，增加血液中的氧气浓度，更能集中精力进行接下来的工作。在伸懒腰的同时最好主动打个哈欠，更能提神醒脑。因为打哈欠的过程也是排出肺部浊气、换取清新空气的过程，相当于进行了一次深呼吸，因而能够提高脑部的血氧浓度，缓解疲劳造成的思维不清。每隔一段时间伸一伸懒腰、打个哈欠，可以赶走疲劳，提高工作效率，还能起到预防腰部疾病的作用。

5. 敲打背部

中医上认为，人体的背部汇聚了大量的经络。敲打背部能够对背部肌肉组织以及穴位造成刺激，再由神经系统进行传输，可以调节内分泌，增强体质。此外，背部的皮下组织内含有能够增强人体免疫力的细胞，通过敲打，这些细胞会进入血液循环，增强人体的免疫力。敲打背部既可以用手掌拍打，也可以握拳叩打，都能起到缓解腰酸背痛的作用，还对身体健康十分有益。

●适合上班族的"五禽戏"

我国古代名医华佗在前人仿生运动的基础上创造出了五禽戏，通过模仿虎、鹿、熊、猿、鹤五种动物的动作，达到健身强体的效果。五禽戏是一种动静结合、刚柔相济、内外同修的仿生运动，同时又结合了气功的方法，锻炼时要气形兼具，才能收到很好的效果。综合了五禽戏的精髓和现代医学研究的成果，有养生专家创造出了适合职场白领们锻炼身体、预防职业病的现代"五禽戏"，职场人士由于长时间坐着办公、缺乏运动，手臂、颈部、肩部、背部、腰部都容易酸痛不适，甚至引发相关病症。在工作之余做做"五禽戏"，能够改善久坐不动带来的健康隐患——

"五禽戏"之凤凰

两脚分开，相距两倍肩宽；双臂自然下垂，双手手指放松；身体先向左转，双脚随之呈弓箭步，双手向上慢慢抬起，同时深吸一口气；然后身体再转向右侧，双手缓慢下垂；再转到正面，蹲马步，停顿 5 秒，同时呼出气体。这个凤凰展翅式的动作能够缓解肩部僵硬和腰腿酸痛。

"五禽戏"之大鹏

两脚一前一后呈弓箭步，身体微微前倾；双手掌心朝前，双臂平伸在身体两侧；吸气，同时双手向中间合拢状摆动；然后呼气，同时身体微微后仰，双臂随之向后摆动，掌心朝向不变。这个大鹏展翅一样的动作能够很好地舒展全身，对久坐不动产生的身体酸痛有很好的缓解效果。

"五禽戏"之孔雀

取立位，两脚并拢；双手置于胸前，掌心相对合掌，指尖朝上；吸气，同时两手由胸前慢慢向上伸，这个过程中不要分开，一直到双臂伸直，双手过头顶；然后呼气，分开双手，慢慢从身体两侧下摆，同时转动手指。这个模仿孔雀开屏的动作能够防止肩部酸痛和手指僵硬。

"五禽戏"之雄鹰

取立位，双脚分开与肩同宽；两手由下垂状态慢慢呈圆弧状向上抬起，同时配合吸气；抬至头顶后交叉，边吸气边继续画圆，直到回到初始状态。这个雄鹰飞翔的动作可以让双臂最大幅度地运动，缓解肩部酸痛，同时牵引颈部和背部的肌肉群，预防肩颈部位疾病。

"五禽戏"之鸳鸯

先将左手置于右肩上，右手扶着左侧腰部，吸气，同时左手朝左上方摆动，右手朝右下方摆动；呼气，同时将动作换成右手置于左肩，左手抚在右侧腰部，重复之前的动作。这个动作类似于鸳鸯抱在一起，能够帮助神经协调，同时锻炼肩颈部位。

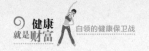
闲暇时：张扬你的生命

多数职场白领的生活都没有规律性，经常熬夜，缺乏锻炼计划，因而体质日趋下降。除了上班期间久坐不动，没有养成良好的运动习惯也是一个重要的原因。如今许多年轻的职场白领几乎不需要体力劳动，闲暇时又把许多时间用于聚餐、打游戏上面，很少进行运动，这便是许多本该是中老年人易患的疾病近年来呈现年轻化趋势的主要原因。"生命在于运动"，这是个亘古不变的真理，因此，白领朋友们在休息的时间应该多做一些体育锻炼，为身体积累资本，慎防"未老先衰"。

职场白领们平时的工作比较辛苦，因此在闲暇时不适合做一些爆发性比较强的动作，很容易给身体造成损伤不说，对增强体质的帮助也不大，而且还容易使身体过于疲劳，影响工作时的状态。因此，能够促进身体新陈代谢、帮助消耗脂肪、动作强度低的有氧运动是上班族们闲暇时锻炼身体的首选。

●斯诺克

斯诺克是最能有效锻炼全身的运动之一。同其他运动量较大的锻炼方式相比，斯诺克似乎有点不像运动，其实，斯诺克在一杆一球之中，全身的力量都被带动起来，这是许多单纯对身体局部起锻炼作用的运动无法比拟的。它无需身体上的对抗，但却需要全身都运动起来，这就是这一运动的魅力所在。

同时，斯诺克是一项需要智慧的运动。一根球杆、22 个球，各种球路需要在脑子里不断地思考和琢磨，然后架杆、瞄准，每一次击球都暗藏玄机，运动时要不断地根据对方的打法改变战略，因此斯诺克其实是一项"费脑子"的运动。但这种"费脑子"可不同于同时工作的忙碌和紧张，它需要的是冷静的思考和平稳的心态，工作之余打打斯诺克不仅不会让大脑疲劳，而且刚好可以"换换脑子"，让思维得到放松。

此外，斯诺克的魅力还在于它的优雅。正规比赛中，选手们必须西装革履，保持严肃；赛场也要保持安静，不能喧哗，以免干扰选手。在这种环境下比赛，其严谨性、精准性都有很好的保证。当全身各个部位很好地配合起来，一丝不苟地击球，自然流露出一股优雅的神韵。因而，经常参与斯诺克运动的朋友能够在优雅的状态下，提升自己的眼力，协调身体的平衡能力，活动各个部位的关节，在享受优雅的同时收获健康。

●瑜　伽

瑜伽也是一种很好的锻炼方式，特别适合伏案久坐、精神压力大的职场白领们。想要练习瑜伽的朋友可以在单位附近的健身房办张健身卡，每天午休时做做瑜伽，可以很好地舒展僵坐了一上午的身体，防止肌肉酸痛，同时可以让人提升精气神，然后精神百倍地投入下午的工作。

瑜伽的动作主要通过坐、跪、立、卧、倒立等各种姿势，伸展、弯曲和扭转身体的各个部位，对脊椎能起到很好的牵引作用，同时可以按摩脏器，内外兼养。瑜伽中有许多后背凹下及拱起的动作，这类动作可以有效缓解办公族们颈椎、腰椎酸痛的状况，还能有效改善血液循环。

瑜伽在锻炼身体的同时，其休息术和冥想还有舒缓神经、消除压力、辅助睡眠的功效。因而瑜伽是修身养性的首选运动，尤其适合平时工作压力比较大、无处释放的职场白领们。

此外，瑜伽塑身减肥的效果也是有口皆碑的。它不需要做很大的动作，但是可以锻炼全身，使人产生酣畅淋漓的感觉，在缓慢运动中不知不觉地瘦下来，还能够有效消除久坐不动产生的腰腹部赘肉和下半身水肿。

在大部分人的意识里，瑜伽是适合女性的运动，其实不然。虽然瑜伽动作相对舒缓、节奏也比较慢，要求运动者有很好的柔韧性，看起来女性做瑜伽的接受度要高一些，可是瑜伽也是需要力量的一项运动，而一般说来，男性的力量要远远高于女性。随着锻炼的深入，男性能从瑜伽中获得更多的好处，比如身体素质变得更好，心胸变得更开阔等。

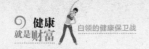

● 游　泳

游泳也是适合职场人士的运动之一。它能够改善心肺功能，预防和缓解颈椎病，还能够增强人体抵抗力。此外，游泳能消耗许多的能量，是一项有助于减肥塑身的运动：游泳半个小时可以消耗 175 卡热量。隔天进行一下游泳锻炼，就能够远离肥胖，保持身材。游泳是短时间内热量消耗大的最佳运动。

游泳时全身各个部位均能得到锻炼，人体的上肢、颈部、肩部、腹部、背部及下肢均要参与运动，因而游泳能保证全身的血液循环，加强并改善心肌功能。

游泳是预防和治疗颈椎病最有效的运动。以蛙泳为例，在向前划行的时候要把头低下去，同时呼气；在换气的时候头部颈部要向上仰起吸气，如此一来，颈部在一俯一仰之间就得到了有效的锻炼，刚好符合颈椎功能巩固及恢复的锻炼要求，能够使颈椎的各个关节都活动起来，有效缓解伏案工作造成的颈部肌肉紧张和劳损。

人在游泳的时候，由于上肢始终在用力划水，这就能使肩部关节和背部肌肉得到有效锻炼，缓解久坐之后的肩背酸痛。

此外，游泳过程中，水的压力、浮力、摩擦力对人体的肌肉都是一个很好的按摩，能够促进代谢，改善血液循环。因此，游泳是能够使全身都得到锻炼，从而防治许多慢性病的运动。

● 步　行

步行是最简单的锻炼方式，虽然不像其他运动一样使人产生锻炼身体的感觉，但是其对身体的好处还是很多的。

如果将步行作为锻炼方式，应该以稍快的速度进行，以感觉微微冒汗为宜，每天坚持走 10000 步，就能够消耗热量、减重瘦身。步行可以在平地上进行，也可以在台阶或小土坡之类有一定坡度的路上进行，后者对能量的消耗量要更大一些，对身体的锻炼效果也更好。

对于上班族来说，在午餐后走出办公楼，到户外散散步，就是个很好的锻炼方式。午休时在单位周围走一走，虽说时间有限，要起到减肥的效果有点困难，但是这是个帮助消化的好办法。如果吃完饭就立刻回到座位上坐着，食物没有办法消化掉，对肠胃是个不小的负担。而且，户外的空气要比室内新鲜得多，适时给大脑补补氧气，对提高下午的工作效率有很大帮助。

另外，职场女性最爱的休闲方式——逛街，也是步行锻炼的一种方式。走走停停间，腿部在不断地运动，可以有效消耗热量，与在健身房里单调乏味的健身锻炼比起来，逛街购物不仅能够让人在不知不觉中锻炼了身体，还可以获得心理上的满足，可谓一箭双雕。

●慢 跑

慢跑是最佳的有氧运动之一。它能够增强人体呼吸系统的功能，增加肺活量，提高人的吸氧能力，因而慢跑可以显著改善心肺功能。通过慢跑，心肌能够变厚、变强，心脏得到有效锻炼，其功能也会得到提高。

每天慢跑 3000 到 5000 米，是运动减肥的绝佳方式，对塑造身体线条也有很大帮助。但要注意跑之前和之后应该做好相应的拉伸活动，保护身体不受大运动量的磨损。

慢跑能够促进人体的新陈代谢，延缓身体机能衰老，保持年轻和活力，还能够帮助身体内的毒素通过发汗的方式排出体外。

职场人士在面对工作时需要耐力，而慢跑就是锻炼耐力的最佳方式。如何坚持不间断的慢跑运动，需要不断地自我控制和自我激励，这些都是对工作有益的心态。

此外，在激烈的竞争环境下，职场人士经常容易处于紧张、压抑的状态，如果没有及时排除，对工作就会产生不利影响。坚持慢跑能够调节心情，帮助转移注意力，减轻心理负担，从而保证良好的工作心态。

●有氧健身操

顾名思义，有氧健身操的最大特点是"有氧"，它是在音乐的伴奏下，

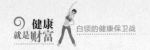
健康就是财富 白领的健康保卫战

有韵律地做操，能够有效锻炼全身的一种运动。其主要优点是可以提高心肺功能，增强血液的输氧能力；通过增加肺活量，促使体内血红细胞加速代谢，全面提升锻炼者的身体素质。有氧健身操动作简单易学，节奏明快，趣味性较浓，学起来不仅能锻炼身体，又能够愉悦心灵。

有氧健身操还可以缓解职场人士常见的肩酸背痛等症状，防止罹患相关病症。同时，有氧健身操能够减少体内的脂肪含量，增加肌肉弹性，帮助锻炼者保持苗条身材。在做操的同时还能够使关节和肌肉得到扩展和拉伸，使身材变得更加修长。

此外，有氧健身操除了是一种锻炼身体的方式外，还是一种时尚的社交方式。职场白领们长期和同事以及客户打交道，没有办法结识其他人，参加有氧操的锻炼就是一种很好的方式，大家共同学习，不仅通过锻炼获得了健康的身体和充沛的活力，还能够结识志同道合的朋友，一定程度上扩大自己的社交范围。

● **动感单车**

动感单车是一项活力四射、热情奔放的运动。因其是剧烈运动，比较适合身体素质相对好一点的职场朋友，而且在锻炼时要注意正确发力，以免造成身体损伤。动感单车克服了室外骑车受道路、天气等条件限制的缺点，同时配合动感的音乐，更能调动参与者的锻炼欲望，使人在不知不觉中增强心肺功能，消耗能量，使身体特别是下肢得到锻炼。

动感单车也是有助于减肥的运动，在以腿部锻炼为重点的同时，手臂、背部、腰部、臀部都能得到很好的锻炼，既能增强身体的力量和耐力，又能起到减肥塑形的效果。

● **网　球**

网球是一项充满活力的运动。职场白领们大多数时间都在写字楼中度过，因而在休息时间需要适当进行一些户外锻炼，网球是最佳选择。

　　网球能够让年轻的职场白领们展示自己良好的身体素质，并达到强身健体的目的。网球的运动量以及运动强度可以自由调控，因而不容易使锻炼者产生疲倦感；网球运动的趣味性很强，能够调动起运动的热情，使身体在不知不觉中得到锻炼。同时，网球是隔网对垒的运动，无需身体对抗，可以减少不必要的损害。

　　同斯诺克一样，网球也是一项需要动脑的运动。不论是发球还是接球，都需要隐藏好自己的意图，努力把球打到空当位置。同时，要注意观察对手的击球特点，抓住对手露出的破绽。另外，在打球时还要注意攻守平衡，在处于优势时要乘胜追击，处于劣势时要注意防守。

　　网球是一项历史悠久、内涵深厚的运动，能够使人在运动中休闲，在运动中健身，在运动中提升体质、愉悦身心。

　　运动能让职场白领们暂时远离枯燥乏味的工作环境，享受放松心情、强身健体的休闲时光，以此来换取充沛的活力、工作的热情以及平和的心境。运动需要坚持不懈，时常锻炼不仅能让人有强健的身体，还会使人的心灵永远年轻。

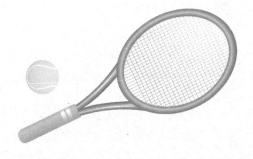

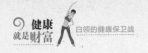

要美丽，更要健康

气血要充足，不做"黄脸婆"

夏璐今年 29 岁，是一家公司的公关部文员，因而她对自己的身材和容貌都十分重视。在年初生完宝宝以后，夏璐更是十分重视身材的恢复，并为此制定了一个专门的食谱：早上喝一碗粗粮粥，中午吃蔬菜沙拉，晚饭不吃，喝一杯酸奶，吃一个小苹果，米饭、蛋、肉几乎不碰。这份看起来就很难坚持的食谱，夏璐愣是坚持"执行"了 3 个月，瘦是瘦下来了，但是却埋下了严重的健康隐患。一天，她在接完一个客户的电话后准备向主管汇报，一站起来忽然觉得眼前一黑，直接倒在了地上。同事们赶紧把她送到了医院，医生诊治后说，这是长期营养不良造成的贫血，除了给夏璐开具一些药物之外，还嘱咐她一定要保证主食、蛋类和肉类的摄入，不能为了减肥而不顾健康。

"贫血"这个词想必大家都不陌生，指的是身体内的红细胞和血红蛋白总量减少，因而造成血液输氧能力不足的情况。它并不是一种独立的病症，而是一个综合性的病症，也可以说它是许多疾病的表现形式。相关医疗调研显示，我国有 1/5 的人群患有不同程度的贫血，而接近一半的人体内都缺少铁元素，这就为贫血患病率的增加带来了隐患。快节奏的生活让职场白领们的工作压力不断增加，而女性的生理特点又决定了自身容易患上贫血，再加上为了漂亮而节食或者过多使用化妆品，导致了职场女性患有贫血的人越来越多。

●你是否患有贫血？

贫血不像其他病症，有明显的症状，一旦患病，可以很快察觉。贫血的症状表现一般是长期的、慢性的，没有办法直接感知。不过可以通过以下现象来自查：

（1）身体疲倦、乏力，容易犯困；

（2）心慌、心悸、胸闷、气短，运动后尤其明显；

（3）头重、头晕、头痛、耳鸣、目眩，无法集中注意力，清早困倦无力、起不来床；

（4）食欲不振，恶心、腹胀、胃反酸、便秘；

（5）夜尿增多，贫血严重者会患有轻微蛋白尿；

（6）皮肤干燥、易起皮，面色苍白、无光泽；

（7）指甲变薄、变软，易折断或翘起。

●那些堪比"吸血鬼"的习惯

贫血是由多种原因引起的，对职场女性来说，最为常见的就是缺铁性贫血和营养不良性贫血。医生表示，职场女性本就是贫血的高发人群，再加上一些不健康的习惯，更使得她们时刻面临贫血的威胁。下面，我们就来揪出这些"吸血鬼"，做健康美丽的职场人。

1. 很少吃肉类食物

很多职场女性为了保持苗条的身形，再加上受到"肉食不利健康"这类错误说法的影响，都坚定不移地成为素食主义者或半素食主义者，因而很少摄入富含铁元素的肉类食品。其实，肉类食品不仅铁元素的含量丰富，较之蔬果其吸收率也相对要高一些。同时，不吃肉类食品，还容易造成蛋白质、维生素的缺乏，引发营养不良性贫血。如此说来，肉类食物摄取不足很容易引起缺铁性贫血和营养不良性贫血，在日常饮食中，一定要注意各类食物的均衡摄入。

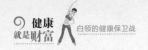

2. 蔬菜、水果、酸奶作正餐

许多女性认为蔬菜、水果中含有丰富的维生素和矿物质，酸奶也是营养比较丰富的饮品，因而用它们代替正餐，不但不会造成营养缺失，还能够美容瘦身。实际上这种想法是错误的。这些食品虽然营养比较丰富，但是不足以代替正餐，因为蔬果缺乏足够的蛋白质和脂肪，没有办法为身体提供足够的能量；而酸奶在没摄取主食的情况下食用，则会造成胃酸过多，不利健康。因此，常吃蔬菜、水果、酸奶有利健康，但是不可以把它们当作正餐。

3. 常喝咖啡和茶

这两种饮料都有提神的功效，也含有一定的营养成分，因而受到许多职场人士的喜爱。但是饮用时要注意适量，过多饮用会对身体造成伤害。特别是对女性来说，过量饮用咖啡和茶，很容易导致缺铁性贫血。咖啡中的多酚类物质会影响身体吸收铁元素，而茶叶中的鞣酸会与体内的铁元素结合，生成难以溶解的盐类物质，致使铁无法被身体吸收。因而，职场女性喝咖啡和茶不要过量，每天两杯左右即可。而女性在经期尽量不要喝这两种饮品。

4. 过多使用化妆品

爱美的职场女性为了漂亮，习惯在出门前画好精致的妆容。皮肤科医生表示，女性选择化妆品一定要谨慎，许多化妆品为了更好地呈现其效果，会不同程度地添加重金属成分，其中最为主要的就是铅。涂在皮肤上的铅元素会进入血液循环，血液中铅的含量一旦过多，血红蛋白便会减少，引发贫血。因此，女性在选用护肤品及化妆品的时候要谨慎购买，并及时关注各类产品的检查报告，不要使用那些效果立竿见影的产品。

当然，除了以上这些因素之外，贫血还有可能由失血过多以及各种疾病引起。患有痔疮、消化道溃疡，或者突然外伤失血的职场朋友除了要赶快治疗，还要注意补铁补血，避免发生贫血。

●补血靠内服，远离"黄脸婆"

对患有贫血的女性来说，"黄脸婆"是一个很贴切的形容，许多年纪轻轻的白领女性化好妆后显得神采奕奕、精致优雅，一旦卸掉妆后便"原形毕露"，面色枯黄、气色黯淡、形容憔悴，这种情况在如今的白领女性中非常常见，其原因除去工作忙碌等原因外，最重要的就是患有贫血。人的气色是身体状况的外在表现，要想气色好，补足内在才是最好的解决之道。下面这几种食物便是补血"良药"，经常食用，可以以内养外，补出好气色。

甘蔗：甘蔗素来被称作"补血果"，是冬季的补血佳品。甘蔗的糖量十分丰富，而且糖分的种类也很多，有果糖、蔗糖、葡萄糖，更加容易吸收。甘蔗富含多种对人体有益的微量元素，其中铁的含量更是居各种水果之首，因而补铁补血首选甘蔗。

葡萄：葡萄自古以来就是补血佳品。它不仅味道酸甜可口，对健康也大有帮助。葡萄富含葡萄糖，能够营养心肌，同时含有多种维生素、氨基酸以及丰富的钙、磷、铁等微量元素，对贫血患者能起到很好的滋补作用，能够气血双补、滋养脏腑，对增加血小板有很好的效果，还能治疗贫血造成的浑身乏力和神经衰弱。

红枣：红枣能够益气补血，这是因为红枣富含多种维生素，可以润心肺、养阴血，其中还富含环磷酸腺苷，这是一种能够促进新陈代谢、清除老废细胞、促使新细胞生成的物质，还可以增加红细胞的数量，增强骨髓的造血功能，同时能使皮肤有光泽、有弹性。即便没有患上贫血，每天食用适量红枣也是保持面色红润细腻的好办法。

南瓜：南瓜的维生素、微量元素和氨基酸含量都十分丰富，最补血有益的是铁元素和钴元素，这两种微量元素都可以起到补血的效果，因而，贫血的女性朋友可以常吃一些南瓜粥、南瓜糕，或者用南瓜做的菜品，对补足气血大有裨益。

花生衣：花生衣就是花生仁外面那层薄薄的红皮，许多朋友觉得花生衣有一点涩味，因而经常把花生衣剥掉只吃里面的果仁，这种吃法是不科学的，因为花生衣的营养要高于花生仁。传统医学中认为花生可以补血止血，其之所以能够补血止血，主要就是有花生衣的存在。

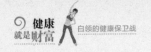

而西医科研成果表明，花生衣可以抑制纤维蛋白原被分解，食用花生衣能够养血补血，增加血液中血小板的含量，增强骨髓的造血机能，提高毛细血管的舒张能力，对贫血有明显的改善效果。因此，职场女性在吃花生的时候一定要连着花生衣一起吃，这样才能起到补血养血的作用。

●动手做药膳，补血疗效好

对于贫血者来说，除了经常食用上述食品之外，自己动手做一些能够补气补血的菜品也是不错的选择。

黄芪鸡汁粥：将一只两斤左右的母鸡洗净，加入 20 克黄芪共同熬煮，取汁，加入 100 克大米煮粥，能够补气补血、增加营养、增强体力。

猪肝粥：将 150 克猪肝洗净切块备用；锅内加少量油，放入葱姜，下入猪肝，稍微炒制一下；取一只砂锅，加适量水和 100 克大米，待米将熟时放入炒好的猪肝，加盐调味，熬至米粥浓稠。猪肝粥不仅可以养肝明目，还能起到补血养血的作用，并且可以改善贫血引起的头晕、目眩等症状。

鲤鱼汤：把鲤鱼料理干净，锅内加少量油，略微煎至金黄色；10 颗红枣剖作两半，去核，适量生姜切片，两小块陈皮洗净备用；锅中加水，大火煮滚，将红枣、生姜、陈皮放进去，10 分钟后转小火，一个小时后放入鲤鱼，煮熟后调味。鲤鱼汤能够安神补脑、滋阴养血、健脾补气。

黑木耳红枣汤：把 20 克黑木耳并 15 颗红枣放入碗中，加温水泡发；捞出洗净，加入适量水和冰糖，放入蒸锅中蒸 40 分钟。黑木耳红枣汤能够滋阴补血，美容养颜，适合职场女性作为甜品经常食用。

参枣汤：准备 10 颗红枣、15 克参片，一同放入锅内，加入适量水，文火熬制一小时左右，加入少量冰糖即可食用。人参补气、红枣补血，二者搭配煮汤，可以气血同补，滋养脏腑、养颜抗衰。

葱爆里脊：将一斤猪里脊肉切片，放入碗中，加入两个蛋黄、20 克淀粉、适量水，搅匀；锅内放油，三成热时下里脊肉片，炸至金黄色，取出；锅内留底油，放入葱姜片，炒出香味后放入里脊片，加料酒、酱油、食盐、味精快速翻炒即可。里脊肉片中加入了蛋黄，能够更好地补充蛋白质，同时补气补血，对营养不良造成的贫血有很好的疗效。

美丽可以从口入，健康同时来享"瘦"

减肥，似乎是贯穿女性一生的话题。对于优雅精致的职场女性来说尤其如此。因此，许多女性朋友为了减肥无所不用其极，只吃很少的食物，拼命做运动……可是这样做的结果却不见得多好，反而使自己的健康状况每况愈下。提到减肥，大家首先想到的就是节食，因为"吃进去的食物必然会导致肥胖"，其实不然，吃对了食物，不仅有助瘦身，还有助健康。想要让减肥进行得顺利，绝对不可以想当然，利用科学的方法理智地减肥，才能在健康的前提下收获美丽。

●减肥，远离越减越肥的怪圈

许多职场女性都经常感慨，自己的减肥计划执行了好久，为什么非但没有起到效果，反而"越减越肥"呢？这多数是因为踏入了减肥的怪圈。看看下面这几种错误吃法，是否曾经发生在你身上呢？

1. 为了减肥只吃低脂脱脂的食物

如今，减肥瘦身的市场越来越大，聪明的商家自然不会放过这个赚钱的机会，于是我们看到越来越多的食物品牌都专门推出了低脂或脱脂系列，以此吸引那些不想放弃美味食物又担心身材的女性。脱脂或低脂系列食品在同类食物里，甚至要比正常的食物价格更高一些，有时候这也成了处在减肥期女性的心理安慰，认为贵一些的必然有较好的效果，多花点钱，就可以照常享用美味，又不用担心发胖。

如果有这种想法，要小心了，这种想法很容易让人踏入越减越肥的怪圈。当看到食品标签上标有"低脂"或"脱脂"的字样时，一定要提高警惕。打着这样的标签并不意味着该食品一定健康，因为低脂或脱脂会造成食物的味道缺失，这种情况下在制作过程中可能会加入更多的糖或者其他添加剂对此进行弥补，因而这类食物可能含有更高的热量。相反，一些未经脱脂的食物营养却十分丰富，而且味道醇厚。因此，如果想要减肥瘦身，控制食量才

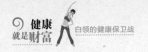

是最重要的；脂肪多的食物并非不能吃，只是要少吃；脂肪少的也不能敞开来吃。

2. 在正餐时吃很多蔬菜沙拉或凉拌菜代替主食

的确，许多身材偏胖的人都有富含脂肪的食物吃太多的情况，所以减肥心切的人会想当然地认为用餐时多吃蔬菜不吃肉就能达到减肥的目的了，于是在吃正餐期间，大量吃蔬菜沙拉或者凉拌菜，然后心安理得等待减肥成功。

有这种想法的朋友大概要失望了，吃蔬菜沙拉以及凉拌菜的确会比吃肉类食物少摄入一些热量，可是仅仅靠吃这类食物减肥却是不可行的。因为在制作这种食物的时候往往加入了许多油、高脂沙拉酱，以及火腿、鸡丁等食物。

另外，如果减肥者本身并不是素食主义者，仅仅是为了减肥而忽然改变饮食结构的话，很有可能在用餐时感觉吃饱了，不过马上又会感觉肚子饿，不适中便不加挑选地吃许多其他高热量的食物来缓解饥饿。无论减少哪些食物的摄入，为了减肥暂时改变自己的饮食习惯都不容易成功，且一旦陷入这种怪圈，很有可能越减越肥。

3. 拼命控制食欲以达到减肥的目的

某种程度上说，饮食确实主导着身材的胖瘦，对多数人来说，如果能够做到科学饮食，基本上都能很好地控制身材。可是，人体本身就是一个复杂的有机体，随着时间的推移，它自身也会发生一些变化，影响我们对体重的控制。许多人都有这样的感觉，随着年纪的增长，虽然饮食结构没有变化，可是体重却变得越来越难以控制，这通常是由于身体的新陈代谢减缓，吃进去的东西没有及时得到消化吸收，虽说摄入的是同样多的热量，但仍然不可避免地发胖。

因此，仅靠节食来减肥是远远不够的，在年纪增长的同时，一定要想办法提高和激活身体的新陈代谢率，也就是说，合理的饮食加上适当的运动，这才是减肥的最好办法。国内外大量研究也都证明，控制饮食加运动锻炼的减肥效果远远好于单纯地控制食欲。在运动减肥的方面，长期坚持中等强度的锻炼又比一时兴起进行一些剧烈运动的效果好。平时要有意识地增加锻炼机会，例如用爬楼梯代替乘坐电梯，用适当步行代替乘车，自己动手做家务代替请钟点工帮忙等等，这样才能更好地保持苗条的身材。

无论采用什么办法，自己都要有意识地增加运动的机会。否则，即使一直都在痛苦地节食，可能也难免越减越肥。

4. 不吃主食及肉类

这些年来，吃素逐渐成为一种饮食风尚。特别是一些希望减肥瘦身的女性朋友，甚至在进餐时不吃米饭和其他主食，对于肉类食物更是敬而远之，只吃部分素菜，以期减肥成功。不可否认，常吃蔬菜、水果等纤维素丰富的食物，的确对减肥有很大帮助。但是为了减肥而长期拒绝食用主食和肉类，不但无法减肥成功，还会给健康带来隐患。

多种多样的营养元素对健康的身体来说都是不可缺少的。在我们的日常饮食中，一定要注意均衡摄取。肉类食物中含有人体必需蛋白质和氨基酸等营养物质，长期不摄入动物蛋白会严重影响身体的免疫力，极其容易患病。健康若是没有了，谈何身材？

另外，即便不吃肉食，只吃蔬菜也有减不下来的情况，这是由于蔬菜非常吸油，摄入大量炒制的蔬菜，反而会使更多油脂进入体内，使人发胖。

5. 随便吃点快餐解决午饭

有些女性朋友为了减肥可以称得上是下了很大决心，她们主动提出在减肥期间午休时暂时不和好友们外出聚餐，因为担心和姐妹们一起边吃边聊，交谈畅快，心情愉悦之下一不小心就吃进去许多食物，这种想法的初衷是好的，可是最后到底是能够顺利地瘦下来还是会越减越肥，往往还不取决于下的这个决定，而取决于下一步的行动。既然不和好友们一起吃饭了，大多女性朋友就会选择随便吃点快餐，不仅没有吃进去丰盛的食物，还能节省就餐时间，看似一举两得。实际上，这也非常容易走进越减越肥的怪圈。

我们并不是说快餐就一定对减肥无利，在健康养生越来越受重视的今天，许多快餐店都依照健康消费需求作出了相应的改变，在快餐领域内也出现了烤土豆、煮玉米、蔬菜沙拉等相对比较健康的食物。

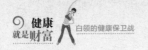
　　然而更加现实的情况是，大部分快餐为了节约时间并入味，往往在调味的时候使用了大量的盐、味精及多脂酱汁等等。这样一来，吃快餐的同时吃进身体内的热量，并没有因为食物看上去比较健康而有所减少。无论是餐厅的正式餐食，还是快餐、外卖，注重食材的搭配组合并且控制食量，才能远离越减越肥的怪圈。

●保证营养，健康瘦身

　　既然"吃"是减肥瘦身的一大关口，那么怎样才能既保证营养又保持完美身材呢？下面是一些给减肥期的职场女性的小建议，帮助您在健康的前提下瘦身成功。

1. 不吃或少吃糖分高的水果

　　在我们的普遍意识里，多种多样的水果由于水分足、脂肪含量低，应该是很有利于减肥的食物，可是实际上并非如此。一些水果虽然十分美味，但是却不利于减肥。例如西瓜、桂圆、菠萝、香蕉等糖分比较高的水果在减肥期内应尽量少食用，否则，水果中的糖分会导致体内的血糖值升高，造成肥胖；而一些如苹果、西柚、猕猴桃等糖分相对较低的水果就比较适合在减肥期内食用，而且它们富含多种维生素，对皮肤也有许多好处。想知道一种水果糖分是否很高的最好方法就是根据它的味道来判断，如果它的味道很甜，它的含糖量多数情况下是不会很低的。此外，对五颜六色的果汁也要提高警惕，市面上的果汁在制作时会添加大量的糖分，热量也很高，对减肥没有什么帮助。

　　另外，许多蔬菜的含糖量比较低，适合处在减肥期的人士食用，如黄瓜、西红柿、芹菜、西兰花、青椒、洋葱、茭白以及蘑菇等。

2. 淀粉类食物需留心

　　地瓜和土豆等淀粉丰富的食物进入身体之后，很容易被分解成刺激体内胰岛素水平升高的糖分，对减肥不利。虽说如此，却也无需完全拒绝食用这些淀粉类食物，因为它们还富含人体需要的多种营养。只要吃得合理适量，一样能在保证营养和健康的同时保持身材。

3. 脂肪也有好坏之分

减肥人士总是视脂肪为身材的"天敌"，其实，就减肥瘦身而言，脂肪也是有好坏之分的。如果说饱和脂肪是使人发胖的"坏脂肪"，那么橄榄油、葵花籽油以及鲑鱼等食物中所含的不饱和脂肪就可以算得上是"好脂肪"了。它们非但不会使人的体重增加，还有益健康。适量摄入不饱和脂肪能够保证消化过程顺利进行，还能够防止摄入碳水化合物后血糖发生波动，而且这些富含不饱和脂肪的食物能使饭菜变得更美味，还能起到合理抑制食欲的效果。因此，即便在减肥期，也不要"谈脂色变"，适量摄入一些好的脂肪，不但不会给身材带来负担，还对健康大有帮助。

4. 调味料也能辅助减肥

一些调味料不仅使食材变得更加美味，而且对减肥还能起到一定程度的帮助。例如大蒜、辣椒酱、芥末辛辣调味品就有提高身体新陈代谢速率的作用，还可以使人在较长的一段时间内没有饥饿感，对减肥能起到一定的辅助作用。不过，需要警惕的是，沙拉酱、番茄酱以及水果酱这些调味料，由于糖分或脂肪的含量相对较高，食用的时候一定要适量。

5. 鱼类食品有助瘦身

鱼类是很好的蛋白质来源，而且脂肪含量较低。在每天的餐食中加入一份鱼，不仅对控制身体内的脂肪量有帮助，对健康也十分有利。以鱼代替部分肉类食品，可以大大减少脂肪的摄入量，对减肥能起到很大帮助。

其中首推海鱼，比如鲑鱼、鳟鱼、金枪鱼、秋刀鱼、鲐鱼以及鲔鱼等。当然，黑鱼、青鱼、鲫鱼、鲤鱼等淡水鱼也是营养又健康的选择。

6. 富含纤维素的食物是减肥佳品

精制粮食热量相对比较高，且饱腹感低于纤维素丰富的食品。富含纤维素的食物，不但可以保持长时间的饱腹感，而且对降低胆固醇和血压、维持稳定的血糖状况、促进身体健康都很有效果。

粗粮含有丰富的不可溶性纤维素，适当地增加粗粮的食用量既无需担心

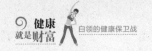

摄入了过多热量，还能很好地控制食欲，不会一下子吃得过多。不过，因为吃粗粮有助于减肥就仅把粗粮作为主食的办法也是不可取的，凡事要注意适度，过犹不及。

7. 酒品饮料要有所选择

对于处在减肥期的朋友而言，白开水是最佳饮品。其他的无论是酒类还是饮料类对减肥都是无益的。啤酒在制作过程中会添加一种麦芽糖，摄入后会使血糖升高。若实在想喝点酒，不妨选择红葡萄酒，喝红酒可以抑制脂肪的吸收，还能帮助消化，另外，红酒中富含抗氧化成分，能够延缓衰老，非常适合职场女性。需要注意的是，喝红葡萄酒最好不要选择糖分较高的品种，其所含热量也很高，对减肥很不利。

再来说饮料。现今的饮料大多含有较多的糖分或咖啡因，喝多了不仅对身材不利，对健康也会造成影响。如果实在经不住诱惑，一定要控制摄入量，以免对身体造成不良影响。

8. 不要拒绝所有的碳水化合物

提到碳水化合物，人们往往认为这是减肥中的禁食品。其实，许多碳水化合物食品如谷类、全麦面包和一些蔬菜中都含有丰富的营养成分，同时富含帮助消化的纤维素，对减肥瘦身是很有帮助的。

不过，有些食品像啤酒、精制米面等的确是对减肥不利的，这类碳水化合物糖分和热量偏高，而又容易被身体所吸收，会使脂肪在身体内堆积，使人发胖。

因此，并非所有的碳水化合物都会对减肥产生不利影响，在摄取的时候要进行筛选，尽量选择一些对减肥和健康有利的，拒绝那些使人容易发胖的。

第八章
淡看职场风云，
健康不焦虑

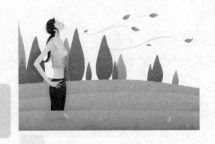

失眠、抑郁症、强迫症、焦虑症……

不知道从什么时候开始，

令人羡慕的职场白领们成了这些心理病症的众矢之的，

很多时候，我们的健康问题并非来自于身体上的劳累，

而来自心灵上的疲惫。

好的工作状态要以健康的心理为基础，

从现在起，让我们挥别烦恼和忧虑，

工作着，并快乐着！

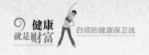
烦心事少，睡得就好

失眠：健康新杀手

　　许多职场朋友都有失眠的困扰，当夜深人静之时，在床上辗转反侧，难以入睡。这时候自己通常也很着急，可是越着急越睡不着，同时脑子里总在控制不住地想东想西，这样一来就更难入睡了；即使困极而眠，睡得也很浅，稍有点声响便会醒来，且醒后再难入睡；睡觉时还多梦，有时会从梦中惊醒，有时感觉做了一夜的梦，醒来后虽然记不起来梦的是什么，但是感觉很困倦……失眠带来的后果便是浑身疲乏、精神不济，直接影响到第二天的工作效率，而到了第二天晚间，失眠的"噩梦"又定时发作……

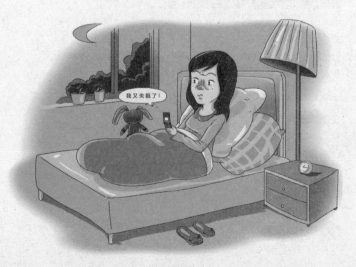

人的一生中约有三分之一的时间要在睡眠中度过，因而睡眠状况直接影响着身体的健康。2010年年底，一项我国多个省市联合举办的睡眠情况调查结果显示，我国有25%的人都有不同程度的失眠，其中，大部分都是从事脑力劳动的职场白领。这些人由于工作繁忙、压力较大以及不良的生活习惯等因素，长期饱受难以入睡、多梦、易醒、早起后头昏脑涨等问题的侵扰。

●失眠境况大扫描

上班族们易失眠，其原因也是多种多样的，下面是一些职场人士讲述的造成自己失眠的原因，有没有觉得似曾相识呢？

加班熬夜造成失眠 杨晔 网络工程师

不是我不爱惜自己的身体，也不是太敬业，上个月公司网站上线，每个人都忙得天昏地暗，除了上厕所，其余的时间都在位子上工作，吃饭也是有时间就吃点，没时间就省略了。工作到后半夜两三点钟是正常现象，这样还能回家睡一会；有时干脆通宵工作，天蒙蒙亮的时候稍微休息一下，然后又投入工作，大半个月下来，网站顺利上线了，可是现在晚上却开始失眠了，明明很困很累，就是睡不着。

疯狂"放松"、精神兴奋造成失眠 廖子腾 外企职员

年终的时候通常忙得不可开交，每天不停地开会、写报告，同时还要做好手头的工作。去年年底，开完年会后已经是晚上9点了，大家商量着反正明天不上班，不如出去聚聚，岂不更尽兴？于是大家便去了一家KTV，唱歌的唱歌，喝酒的喝酒，聊天的聊天，到了凌晨四点，所有人都哈欠连天，纷纷打车回家。可是，明明已经困得不得了，躺到床上之后却异常精神，脑子里不断回放着刚才聚会时的"镜头"，越想越兴奋，怎么也无法入睡了。

压力太大导致失眠 楠楠 编辑

参加工作不久，总编为了检验一下我们几个新人的能力，也让大家互相认识认识，要求我们每人轮流在周一的例会上讲解一个与我们产业相关的问题。我被安排在了第一个，从接到任务开始，我的睡眠质量就开始下降。每晚

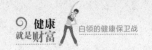

反复在脑子里重现准备的讲稿，又不停地想着讲的时候可能发生的各种意外情况：PPT 会不会突然打不开了，下面的人提出刁钻的问题怎么办……各种合理的不合理的想法层出不穷，整整一周，始终都没办法入睡，即使睡着了，半夜也很容易惊醒，醒了之后又开始想各种问题，紧张的情绪一直笼罩着我。

和同事发生矛盾导致失眠　萧雅　出纳员

我的性格比较直爽，有时候说话有些不假思索，有次和同事产生了一些小矛盾，从那以后总觉得她处处跟我过不去，我也不怎么理睬她，其他的同事知道我俩不合，聚会的时候总是只叫我们中的一个。最近领导也看出问题来了，经常找我谈话。每天晚上总会反复想着这些事，越想越心烦，于是就失眠了，怎么也无法入睡，特别影响第二天的工作状态。

●长期失眠危害多

头晕头痛：失眠造成休息不足，很容易使人头昏脑涨，耳鸣目眩，提不起精神。

记忆力减退：失眠会使人神经衰弱，无法集中注意力，记忆力下降。

影响情绪：失眠后精神不济，身体不舒服，工作也就没有效率。情绪会比较敏感，容易烦躁、抑郁。

免疫力下降：失眠会降低身体的免疫力，对许多疾病的抵抗力都会减弱。

引发多种疾病：长期失眠会有罹患心脑血管疾病的危险。

早衰、寿命变短：失眠会造成身体素质下降，使人无论是外表还是身体机能都过早衰老，在引发多种疾病的情况下，造成人的寿命变短。

帮自己找回安稳睡眠

失眠已经成为一种职场白领的常见病，给大家的身体健康和工作效率带来许多负面影响。睡觉是我们休养生息的重要环节，直接关系到人体的健康，因此，对于失眠一定要把它放在心上，一夜好眠，对身心都非常重要，所以，有失眠困扰的白领朋友，快快按照下面所讲的方法，拯救自己的睡眠吧。

●多管齐下，拯救睡眠

1. 行动上拯救睡眠

午后尽量不摄入含咖啡因的饮品：咖啡、茶等含有一定量咖啡因的饮品有提神醒脑的功效，会让神经兴奋起来，妨碍睡眠。所以，咖啡和茶最好在上午摄入，午休后开始下午的工作前也可以来一杯，过了这段时间最好就不要再摄取了，会影响晚间的睡眠。

午睡时间控制好：白天如果有午睡的习惯，那么要控制好时间，尽量不要超过一个小时，节假日更要注意，以免晚上过于精神，难以入睡。

避免饮酒：酒精会使人困倦、想睡觉，但同时它也会影响睡眠的质量，使睡眠变得不安稳，因此，晚饭时尽量不要饮酒。

不要吸烟：吸烟有提神的效果，香烟中的尼古丁刺激人的神经，让人变得精神，不容易入睡。

晚饭要少吃，睡前两小时不要进食：睡前吃东西不仅对消化系统来说是个不小的负担，还会使人难以入睡。

睡前洗澡：睡前冲个热水澡，能够洗去身体的疲劳，放松身心，同时能够适当使体温升高，使人产生困意。

睡前读书要有所选择：有睡前阅读习惯的朋友要注意，尽量读一些"不费脑子"的书，以容易理解、不影响情绪为标准。例如短篇故事、散文、当天的新闻等等，尽量不要读一些特别吸引人的长篇小说，情节太过引人入胜，会让人一再拖延入睡时间，而且使人不停地想象书中的情节，不利于入睡。

以自己感觉舒服的姿势入眠：躺到床上后，将四肢摆在自认为比较舒服的位置，身体也朝向习惯的方向，轻闭双眼，让身体和心情都慢慢放松，或者主动地打个哈欠，都是帮助自己尽快入睡的好办法。

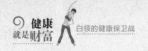
无睡意时不强制入睡：虽然我们提倡定时入睡，可以如果躺到床上后毫无睡意，也就不要强制自己睡觉了，可以起床在室内走一走，也可以看看轻松的读物，感觉有些睡意的时候，再上床睡觉。此外，如果中途醒来，尽量不要睁开双眼，也不要开灯、看手机，可以稍稍调整一下姿势，让自己继续睡。

养成定时起床的习惯：定时起床可以保证定时入睡，因此，在闹钟响起的时候，必须马上起床，休息日也要如此。

2. 心态上拯救睡眠

不要对失眠产生恐惧心理：失眠是一种生理现象，同时也称得上是一种心理病症。中国精神健康网站的心理专家指出，容易失眠的人性格大都比较内向，容易产生焦虑、敏感、自卑等心理，同时也比较固执、爱犹豫、易担忧，还有一些完美主义倾向。对于这类职场朋友来说，最好的办法就是从心理上轻视睡眠，不要太重视能否正常入睡，更不要对睡眠产生恐惧心理。睡觉时要保持心态的轻松和平和，要相信睡觉是身体的自然反应，到了该睡着的时候自然就能睡着了；反之，越担心睡不着，心理活动一直在进行，神经也一直被思绪牵引着，越容易造成难以入睡的情况。

不要想太多：睡觉前不要思前想后，无论是工作上的，还是生活中的，也不要在脑中做各种计划，把令人烦恼的、担心的、激动的一切事情都放到一边，什么事都不要想，只管闭上双眼，在安静的环境里在平和的心态下静静入睡。

3. 改造睡眠环境

营造一个适合入眠的环境：一个适合入眠的环境对于睡觉来说是很重要的。例如选择遮光效果比较好的窗帘、软硬适当的枕头、轻薄透气的被子，以及舒适的室内温度、湿度，这都对安稳入睡有很大帮助。

可以尝试裸睡：裸睡能够让人不受衣服的束缚，使人无论在身体上还是心理上都更加放松。而且裸睡可以使血液流通更加顺畅，加强人体的新陈代谢，不仅有利于入睡，也有利于健康。

4. 安神助眠的食物辅助睡眠

牛奶：睡前喝牛奶有助于睡眠。因为牛奶中有两种有助睡眠的物质：五羟色胺和肽类，这两种物质对神经系统都有很好的调节作用，能够消除疲劳、镇定心情，使人尽快入睡。另外，温热牛奶的助眠效果较好。

猕猴桃：猕猴桃中钙、镁、维生素C的含量都极为丰富，这三种营养元素结合，可以稳定情绪、抑制交感神经兴奋，因而能够清除睡眠障碍。此外，猕猴桃美容护肤的作用也不容小觑，晚饭后吃一个猕猴桃，能够有效促进睡眠，还可以使皮肤变好。

苹果：苹果能够健脾祛湿、改善体内火旺造成的失眠。而苹果除了吃下去可以促进睡眠，闻一闻苹果的香味对睡眠也是有帮助的。这是因为苹果的香味中含有大量醇类化合物，能够有效镇定神经和情绪，使人产生睡意。

小米粥：小米粥素有"代参汤"的美称，这是因为小米营养丰富，含有丰富的脂肪、碳水化合物、维生素以及氨基酸。重要的是，小米中富含色氨酸，这是一种能促使脑部神经细胞分泌出血清素的物质，而血清素又恰恰可是使人产生睡意，因而，常喝小米粥，不仅可以滋补身体，还能促进睡眠。

安神甜汤：取龙眼、枸杞、莲心各15克，加水适量煮汤，将熟时加入适量冰糖，待糖化后即可食用。这三味食材宁心安神的作用都不错，再加上能够促使大脑分泌血清素的糖类，喝下去能够有效抑制神经兴奋的情况，有很好的助眠效果。

5. 规律作息，远离失眠

坚持规律的作息是远离失眠的最佳方法。最好给自己设定一个时间表，时间表上的睡眠时间要保证有7~8个小时，定时上床、定时起床，并尽量保持生物钟的稳定，这就能让职场朋友远离失眠的困扰。

如今，职场白领们工作都比较忙碌，平时上班的时候经常需要加班甚至熬夜，一到周末便一觉睡到下午以"弥补"平时所缺失的睡眠，实际上，这种"补觉"的做法是不可取的。因为补觉非但无法达到正常睡眠所起的保健作用，反而会打破正常的作息时间，造成该睡的时候睡不着。因此，平常经

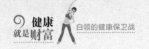

常熬夜处理工作的职场朋友可以在午休时间小睡一下，虽然只是短短地半个小时、几十分钟，对缓解疲劳、恢复精力却是很有帮助的。

除去加班等原因，年轻的职场人多数都有很丰富的夜生活，工作中积攒的压力需要释放，于是下班后经常去KTV、酒吧玩到很晚，这也是造成失眠的原因之一。在玩乐的过程中，大脑始终处于亢奋状态，即使回到家后也无法很快平复，这就为入睡困难埋下了隐患。

所以，想要远离失眠，一定要让自己的作息遵循一定的规律。

● 不要踏进"助眠"误区

如今的职场白领大多都是"失眠协会"的成员，于是许多对抗失眠的"妙招"便产生了，这些妙招里有些的确能对助眠起到一定作用，但有些却是不合科学的，因此，在实践失眠对策的时候要当心，不要踏入助眠误区，不仅无法治疗失眠，还会对健康产生影响。

误区1：服用安眠药

许多失眠情况比较严重的朋友都有吃安眠药的习惯，服下安眠药后的确能让人尽快入睡，可是这样对神经系统造成的伤害是很大的，时间长了之后，正常的生理睡眠会遭到破坏，安眠药造成的被动睡眠取而代之，对身体非常不利。而且，服用安眠药只能解决"睡不着"的问题，却无法解决身体疲乏的状况，醒来后仍旧不会有神清气爽之感。

误区2：睡前饮酒

饮酒也能使人犯困，这是因为酒精能够麻痹神经，但是用睡前喝酒的方法来使自己困倦，促使自己尽快入睡的做法是不可取的。饮酒后睡是能睡着，可是却没有办法睡得安稳，因为酒精在麻痹神经的同时也会对胃肠造成刺激，即便睡着了也会感觉不舒服，而且喝酒后睡着的时候也比较容易渴醒。此外，酒后睡觉，醒来头痛欲裂也是个大问题。

误区3：睡前进行剧烈运动

许多职场朋友在睡不着的情况下，喜欢做一些剧烈运动，认为这样能够使身体感到疲倦，并且很快入睡，其实不然。在睡前进行剧烈运动，会造成肌肉紧张，使劳累了一天的身体更加疲惫，同时又会刺激大脑皮层，使其兴奋不已，非但无法助眠，反而会使人疲劳感加剧，更加无法入睡。

误区 4：认为必须睡足 8 个小时才算健康

8 小时睡眠只是一个大致的概念，符合大多数人的生理需求。但每个人身体状况是不一样的，而且睡眠本身也是一种受环境影响的生理活动，自身也会发生一些小变化，因而，不一定睡满 8 小时才够健康，只要醒后精神饱满，身体放松，即使只睡了六七个小时，也不要感到恐慌，这样的心态反而对正常睡眠不利。

此外，许多人的失眠情况并不是长期的，只是短时间内产生一定程度的睡眠障碍。对此，一定要有一个健康平和的心态，不要感到焦虑和担忧，人的身体对外界及自身的适应能力是很强的，偶尔的失眠对健康的影响不是很大，而因为失眠产生的种种不良心态反而会影响健康。

●这些"小招数"可以促进睡眠

失眠看似小事，给生活带来的困扰却一点也不小。要拯救睡眠，除了上面讲得几种方式外，还可以试试下面这些"小招数"，对缓解失眠之苦也有一定帮助。

1. 睡前热水泡脚 20 分钟左右，可以促进血液循环，放松身心，不仅使人轻松入眠，对身体健康也有很大好处。

2. 按时上床并上床就睡，每天定时上床睡觉，且躺在床上后不要摆弄手机，尽量闭上双眼，不要想太多事情，使心理提前进入睡眠状态。

3. 对睡眠来说，最理想的室内温度是 20℃左右；在比较干燥的天气里，最好在室内放置一盆水，保持湿度，防止半夜口干舌燥，这样不仅容易使血液变黏稠，也会使人在睡觉时渴醒。

4. 茉莉花、熏衣草等植物花香有安神助眠的效果，因此，睡前可以在室内点一些熏香或涂一些精油，也可以在枕头内放一些装有干花的小布袋，

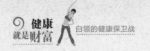

以达到辅助睡眠的目的。

　　5．睡前听一些轻音乐，同样能起到放松身心、促进睡眠的效果。

　　6．当天的工作没有完成第二天需要继续的，在这种情况下最好把需要解决的问题用笔写下来，给自己这样一种心理暗示：今天的事情已经完成了，明天要做的事也已经安排好了，可以安心睡觉了。否则，躺到床上后会不停地想着跟工作有关的事情，很难入睡。

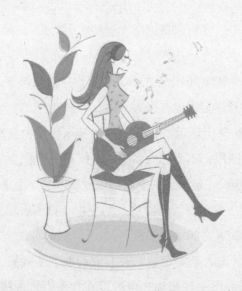

心灵也需要时常"排毒"

抑郁症：不能承受的生命之重

在许多人眼里，白领是成功的标志。他们有着丰富的学识、不菲的收入，理应活得开心快乐。可是事实却并非如此，激烈的职场竞争、方方面面的压力，使得患上抑郁症的白领日益增多。面对各种未完成的计划总结、似乎永远开不完的会议、无休止的加班、上司不断施加的压力、马不停蹄的出差、没完没了的应酬……"郁闷"成了职场白领们工作和生活的常态，经常会感觉情绪低落、悲观、无奈，严重的话甚至会有厌世心理，产生自杀的念头。

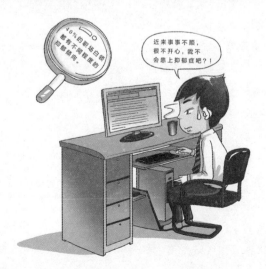

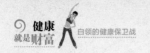
据某网站白领健康专题的不完全统计，大概有 40% 的职场白领都有不同程度的抑郁倾向。而抑郁症是自杀率最高的精神类疾病。中国疑难杂症重点研究院的专家预测，这种势头如果得不到及时控制，10 年之后，抑郁症会成为第二大威胁我们健康和生命的疾病，仅次于有"生命杀手"之称的心脏病。

抑郁症不同于一般的情绪不好，而是一种严重的心理疾病，许多职场人士经常在烦躁不安的时候怀疑自己是否患上了抑郁症，有这种想法的朋友可以做一做下面这个测试，看看自己的情绪问题有没有患抑郁症的危险。

●抑郁症状自测

1. 容易陷入悲伤情绪无法自拔，而且情绪不稳，时而是轻度的不开心，时而严重得悲观绝望。
2. 总感觉前途渺茫，自己的努力换不到任何结果。
3. 经常否定自身价值，觉得自己距离成功人士有很大的距离。
4. 觉得自己和他人的差距很大，自卑心理较重。
5. 工作中一旦出现问题首先会感到自责、内疚。并一直被这种情绪笼罩。
6. 做事习惯瞻前顾后，总怕出错，结果越想越紧张。
7. 对现状不满，却又想不出任何解决办法，感觉自己一直在跟现实妥协。
8. 对任何有意义的事物都提不起兴趣，不愿意工作，不愿意玩乐，甚至不愿意跟人交流，对家人和朋友也产生回避心理。
9. 工作中遇到一点挫折就觉得难以承受。
10. 感觉食欲不振或者食欲大振，饮食完全没有规律。
11. 害怕年纪增长，担心外貌衰老。
12. 睡眠障碍严重，失眠、觉轻、早醒现象较多，每天都提不起精神，没有干劲。
13. 对性的兴趣丧失。
14. 经常感觉自己的健康出了问题。
15. 毫无理由地觉得活着没有任何意义，想一死了之。

计分方式：没有——0分 轻微——1分 一般——2分 严重——3分

测试结果：

0至5分：心理状况很好，没有抑郁症。

6至10分：心理状况较好，偶尔遇到不顺心的事情时会有一些抑郁情绪。

11至20分：患有轻度抑郁症，要注意调整好自己的心态。

21至30分：患有中度抑郁症，要注意宣泄和放松。

31至45分：患有比较严重的抑郁症，需要立即就医诊治。

●为心灵排毒，为健康减压

处在我们无法改变的客观环境中，人或多或少都会有一些不良情绪，甚至产生抑郁倾向。因此，情绪上有抑郁症特征的白领朋友切忌因此产生心理负担。当内心的防御能力较差的时候，一味的担忧反而会使症状加重，使本身不甚严重的抑郁症状主观性地强行转化为抑郁症。久而久之，抑郁情绪便会越来越重，以至影响到食欲、睡眠等多个方面，由心理疾病上升为对身心都产生不利影响的病症。

美国心理学家卡托尔指出，抑郁症作为一种心理疾病，积极的态度是最好的治疗办法，这与我们的"心病还需心药医"说的是一个道理。要想远离抑郁，在调整心态的同时，也可以配合一些其他的方法进行调治。懂得适时为心灵排毒的人，一定能够走出抑郁的阴霾。

掌控自己的情绪：生活之不如意十之八九，因此情绪的调节就显得尤为重要。我们无法控制客观环境和他人的做法，但是我们能够掌控好自己的情绪，保证积极向上的心态。遇到不顺心的事情，要尽量乐观豁达、宽宏大度一点，接受生活中的不如意，同时相信自己的能力，这是远离抑郁的基础。

生活要有规律：生活规律，即要形成健康的生活习惯。按时睡觉、定点起床，坚持吃早饭、不暴饮暴食，休闲娱乐同样按部就班，不寻求过分刺激……自己的生活习惯总会使人产生一种安全感，整日处在这种安全感的笼罩之中，自然可以避免不良情绪的侵扰。

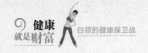
保持自身和周围环境的干净整洁：自身的外在形象是让自己有个好心情的重要因素，穿着自己喜欢的衣服能够让人更加乐观和自信，从而远离不良情绪；而保持办公室格子间或者家里的干净整洁，能够让人在烦躁中找到一块安静的"栖息地"，让自己很快恢复情绪。

拓宽自己爱好：广泛的兴趣爱好能够让人"生有可恋"，当人的快乐变得多元化的时候，一些失意和烦忧是不会对他的整体情绪造成多大影响的；而且，在工作或生活中遭遇不顺心的事情时，做做自己喜欢的事，可以很好地转移自己的注意力。

多交益友：无论一个人活得多么自我，他都会或多或少地受到周围人的影响，当产生抑郁情绪的时候，周围的人如果保持着旺盛的精力和乐观的心态，对抑郁者抑制不良心态也会有很大帮助。因此，要多与乐观积极的人交往，遇到问题也要学会主动倾诉，要知道，许多事情并非无法解决，就取决于能否快点跳脱出不良心态，积极采取措施。

学会收集生活中的美好：生活中让我们觉得开心快乐的事情其实有很多，世界上会有阴影，首先是因为有了阳光。所以在平时的生活中可以积极收集生活中美好的事情，用相机拍下一些温馨的瞬间，或者用笔记下一次难忘的聚会，不要小看了这个习惯，在心情抑郁的时候，你会发现，这些东西是对抗抑郁的一剂良药。

强迫症：别让完美主义害了你

激烈的职场竞争让职场白领们有着很大的精神压力，在无形之中让自己成为希望对事情的细节、过程和结果都有非凡掌控力的完美主义者，并随之产生了各种各样的强迫症：对上司下达的任务，总要一字一句地写到本子上，并且在脑海中反复回想；每完成一份报告或讲稿，都会反反复复检查好多遍，才敢按下"发送"键；在出席会议或者出差之前，总是要一遍又一遍地检查要带的物品，总感觉少了点什么……种种强迫症的产生，其实都是完美主义在作祟，期望以自己的精益求精让工作事项达到完美境界。然而很多时候，太过完美主义却会在无形中阻碍我们做到最好，由完美主义衍生出的强迫症更是会对工作和生活造成许多不利影响。

我们从小到大一直被教育成要确定远大目标，事事上进，并永不言弃，要不断鞭策自己前行……总之，事事都最好要做到"完美"。

对于完美主义，美国约克大学的心理学博士戈登·福莱特曾作过这样的评论："人们想要在某些事情上表现得完美一些，这一点无可厚非。比如说工作问题，做一个好编辑或者好医生，就是要尽可能地少犯错误。可是你一旦将此观念渗透到生活甚至家庭生活领域，对于自己的外表和爱好都同样苛刻的话，就会出现问题了。"

这里提到的"问题"，其中之一便是强迫症的产生。强迫症是一种强迫性的心理疾病，属于神经官能症。患有强迫症的人对某一件事或某几件事长期处于一种思维模式当中，在心理上和行为上深受其苦。

●强迫症的两种征候

第一种：心理强迫症

在心里反复想象、担心、回忆一些事情，同时常伴有紧张、焦虑、不安等情绪。心理强迫症的主要症状有：

1. 脑子里总是莫名其妙地重复想着跟眼下的事情毫无关系的事情。
2. 到单位开始工作后，或者出门逛街时总担心家里的门窗、煤气没有关好，可是又没办法立即回去检查，于是一整天都在心神不宁中度过。
3. 无缘无故担心自己的健康出现问题。
4. 总想记住一些无关紧要的事情、句子、数字等，并深受其扰。
5. 总是设想自己在某个场合出丑。
6. 经常怀疑自己的能力。
7. 总是控制不住地想一些不愉快的、令人害怕的事，却无法摆脱。

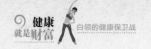
第二种：行为强迫症

总是重复一些动作，做不到就感觉浑身不自在，后面许多事情都会受到影响。典型的强迫行为有：

1. 写好文件后反复检查有无错字。
2. 反复查看自己是否随身带了手机、钱包、钥匙。
3. 反复洗手，总感觉没洗干净。
4. 做某件事情都有固定的顺序，不照做就会感到不舒服。
5. 每样物品一定要摆在固定的位置上，甚至会神经质地去测量它们之间的距离。
6. 走路的时候习惯默数自己的步子，漏数了便会感到不安。
7. 出门前反复查看门窗，一遍接着一遍，就是无法心安。

当对"完美"的追求变成了强迫症——完美主义者为了使周边的一切达到自己心中"完美"的标准，便会不断重复相同的想法或动作，保证其完美，且不愿意接受任何不完美的东西。而实际上，在这个过程中，我们越是争取完美，就越容易陷入失望。无论是心理上的强迫症还是行为上的强迫症，都会给人们带来不同程度的困扰，甚至会对正常的工作和生活造成影响。

●强迫症无法使事物达到完美

追求完美的初衷并严格要求自己做到完美无疑是好的，这可以使事情完成得尽善尽美，可是，许多因过分追求完美而产生的强迫症常常会在做事过程中带来一些不良后果，从而最终事与愿违。

低效：强迫症使人总在不停地检查、不停地重复，即便某一阶段的工作已经完成。患有强迫症的人总在纠结是否已经做到完美，还有没有可以改善的空间，这个纠结的过程通常是相当漫长的，也就造成了工作进程缓慢、效率低下。

不切实际：为了将工作获得更加完美的结果，强迫症患者会很愿意把时间花费在一些不切合实际的想法上，而不去仔细考虑一下是否有这样做的必要。多数情况下，这些不必要的想法非但不会增加整个工作的价值，甚至会毁了整件事情。

忽略大局：患有强迫症的人往往过于注重工作的细节，而对全局缺乏系统全面的把握。比如他们经常把 PPT 制作得非常精美，却忽略了其实质内容是否能够打动领导或者客户的心。

产生焦虑情绪：有强迫症的人通常容易产生焦虑的情绪，因为强迫症本身是一种疾病，它所要达成的状况并不一定能立即实现，在这种情况下，人就非常容易产生焦虑、紧张、暴躁、易怒等不良情绪。

●摆脱强迫症，做"不完美"的人

美国斯坦福大学的医学博士、著名心理学家大卫•伯恩斯创造了心理认知疗法，他所提出的克服完美主义情结、拒绝强迫症的策略值得职场白领们借鉴——

1. 摆脱恐惧心理

许多强迫症患者对自己不断重复做的事情一旦不去做的后果都抱有一种恐惧心理，他们往往很希望让自己内心的想法立刻实现，否则就会对自己的能力产生怀疑，这也就生发了更深层次的恐惧。如果想摆脱强迫症的困扰，就需要正视恐惧，而不是逃避。面对着恐惧的时候，在心里问自己：如果这件事情发生／如果我不去做这件事情，最坏的结果是什么呢？想象可能发生的事，最好写在纸上盯着它看，从心理上接受它、认知它，这样，不知不觉中，恐惧感就会消失不见。

对此，澳大利亚科廷理工大学的心理学者普鲁斯特曾经做过一个试验。她对 252 名自认为强迫症患者提出了以下几点要求：按时上下班，无需提前到，也不要加班；不时休息一下，不要连着工作；桌上物品尽可能地随意摆放；做好当前的工作，不要总是思前想后。在坚持一段时间后，仔细审视一下：自己没有继续强迫行为后，生活是否因此发生了很难接受的改变呢？对

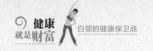
工作造成了很大困扰吗？心情是否比之前更加轻松呢？受训者纷纷表示，不再继续重复自己的强迫动作后，确实一切照旧，从前所担忧的事情一件也没有发生，而且，自己的心态也的确更加轻松平和了。

2. 凡事看开不强求

有句老话叫"谋事在人，成事在天"，这并不是在宣扬宿命论思想，而是让我们尽量看开一些，不要总是追求完美。因为并不是所有的事情都是我们能够掌控的，比如说，在与客户谈生意的时候，最后这单生意能否签成，取决于多种因素，如自家产品和设计的市场竞争力如何，竞争对手的实力怎么样，客户对合作的意向是否明确等等，这些问题并不是PPT做得精美异常、或者将自己收集到的资料全都带在身边所能解决得了的，因此，停止给自己心理加压，是摆脱强迫症的好办法。

3. 设置时间节点，控制工作进程

完美主义情结引领下的强迫症患者总是希望把事情做得尽善尽美，因而不断在一个问题上纠结，反复论证、试验，因此又变成了拖延症患者、加班爱好者。因此，患有强迫症的职场朋友不妨为一项工作设置适当的时间节点，在规定的时间内完成既定目标，时间一到马上抽身投入下一步工作，不要总是揪着一处问题不放，这样也是有助于摆脱强迫症、保证工作效率的做法。

4. 与人沟通

强迫症患者工作时经常感到不安，这种情况下不妨把自己的感受表达出来，听一听他人的建议，研究一下能否改进。其实，表达的过程也算得上是一个宣泄的过程，把心里的担忧和紧张说出来，自然也就不会那么紧张了。同时，大家分担了你的这种不良情绪，一起想办法解决，自然而然就能够远离强迫症了。

5. 移情法

强迫症患者往往并非患病而不自知，通常是可以感觉到自己的症状的。当强迫症状出现时，最好马上做一些其他的事情，转移一下注意力，不要使

自己陷入恶性重复的泥潭。假定到单位以后，突然又开始不可控制地想着自家的门是否锁好，这时不要放任自己去想，可以和同事聊聊天，也可以读一读当天的报纸，尽量想办法转移一下注意力，不要一直坐在位子上想着同一个问题，经过一段时间的主观改进，相信强迫的症状会有所缓解。

焦虑症：淡定的人生不焦虑

焦虑是一种比较常见的情绪状态，特别是在如今的职场白领中，更是频发。工作压力大、人际关系复杂、应酬来往频繁、感情生活不顺……这使得许多上班族整天处在紧张、烦躁、恐惧、担忧的心理状态下，同时身体上也伴有胸闷、气短、心慌、盗汗等不适症状。如果是短期的情况，就是一种生理上的焦虑，是人对外界刺激自然而然产生的自我保护状态，如果没有及时调整好自己的状态，演变为惯常状态，可就要当心了，因为这样很容易演变为焦虑症。

焦虑症是一种心理上的疾病，它又会进一步影响到人的生理。多数时候，患上焦虑症的原因是患者人为地放大了眼前的困难或痛苦，而实际上，现实的情况远没有想象中那么糟糕。在面对棘手问题的时候，稍稍有一点焦虑感并不是坏事，这在某种程度上能够激发人们的斗志，让人全身心地投入工作当中，尽快解决问题；但是，如果当烦恼袭来时，只是一味地紧张、担忧，却不采取任何行动去解决问题，这才是最值得忧虑的问题。当这种心理不断累积、放大后，会使人在心理上时常表现出泛化的恐慌，而这种恐慌已经跳脱出具体事件，成为惯有的心理状态，这时，焦虑症就形成了。

●看看你是否有焦虑倾向

每个人在工作中都不免产生一些不良情绪，不能笼统地对这些情绪下一个定义，说其是患上了心理疾病。不过，根据一些不良情绪的表现，是可以透视一个人的心理健康状态如何的。把自己置于下面几个场景当中，选择自己在面临问题时最直接的反应，测试一下自己有没有焦虑症的倾向吧。

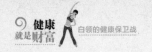

1. 周五下午快下班的时候，领导突然安排下来一项工作，你的直接反应是什么？

A 反正快下班了，周一再说喽！

B 这个时候安排工作，不是存心要我们加班嘛。

C 真烦！今天根本完不成，周一来了思路又断了，怎么办……

2. 每天早上起床后做事情都遵循着一定的顺序进行，某天摆餐具的时候，筷子连着两次掉到地上，这时你会怎么想？

A 看来昨天睡晚了，现在还没醒。

B 筷子为什么跟我过不去？

C 会不会有什么不好的事情要发生？得小心点……

3. 结束了一天的工作之后，躺到床上，你会——

A 很快入睡。

B 还不算太晚，找点事情做吧——拿出手机上网，或者翻翻书。

C 翻来覆去睡不着，总觉得有什么事情没做完。

4. 正埋头工作，旁边的同事忽然说："我的钱包怎么不见了？"这时你会说些什么？

A 别着急，再好好找找。

B 不是我拿的啊。

C 不说话，在心里想着怎么撇清自己。

5. 开会的时候和领导的眼神对上，发现他在对你微笑，你会怎么做？

A 小声询问："您有事吗？"

B 心想应该不是在看我吧，然后转移目光。

C 不做反应，在心里想：难道我交上去的报告有问题？

6. 同客户第一次见面，打完招呼后，你会怎么做？

A 主动伸出手去和客户握手。

B 等着对方伸出手来，再伸出自己的手。

C 感觉手心冒汗，得在握手之前擦干净……

　　以上这几种场景，都是上班族们经常会遇到的情况。对此作出的最直接的反应就能够反映出人的心理状态。如果选 A 居多，那么你是一个不折不扣的乐天派；选 B 居多，你的情绪在正常的范围内，当不良情绪袭来的时候也能够自我调整；选 C 居多，你的焦虑倾向已经很明显了，要注意调节，严重的话请及时就医。

●遇事淡然，远离焦虑

人在职场，焦虑似乎避无可避。不过当一些让人烦心的事情发生时，如果能够保持一个好的心态，就能够有效抵抗焦虑。而当问题真的很棘手时，积极地采取一些调整措施，也能够让自己远离焦虑情绪的困扰。

深呼吸：深呼吸是最好的自我放松方法。当人面临突发状况的时候，往往会呼吸不稳，或急促或暂时停滞，同时浑身的肌肉都陷入紧张状态。这个时候做几次深呼吸能够很好地为大脑输送氧气，缓解压力，有助于消除紧张感。

做运动：耸耸肩，敲敲肩膀，或者在室内来回走动一下，都是缓解焦虑情绪的好办法。但是需要注意，这里的"动"指的是慢慢踱步，稍微让自己动一动，而不是一紧张就在屋子里面慌慌张张地来回走，这样不仅会让自己的焦虑感加剧，还会将自己的不良情绪传染给他人。此外，在平时的生活中，多做一些体育运动，在强身健体的同时，也能消除紧张慌乱等不良情绪，让我们活得更积极、更健康。

洗个热水澡：热水能够让人放松肌肉，同时促进血液循环。在紧张焦虑的时候洗个热水澡，可以让人暂时忘掉困扰自己的事情，而且带走身体上的疲惫不适。当身体放松后，心情自然也会随之轻松一些。

先冷静一下：遇到事情不要急于作出反应，这会让情绪先于理智表达出来，无法掌控。最好的办法是先冷静一下，可以在心里默默数数，这个习惯能够让人的心情慢慢平复下来，让理智节制情绪，慢条斯理地思考对策，可以有效避免焦虑。

情绪转移：平时可以多培养一些兴趣爱好，在感到紧张和焦虑的时候做做自己喜欢的事情，可以暂时忘却烦恼。当注意力集中在自己的兴趣上时，人的心情自然会变好，而且做些其他的事这本身就让人暂时逃离了焦虑情绪

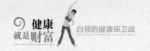

的笼罩，防止在一件事情上不停地胡思乱想。

　　肯定自己：要乐观自信，相信以自己的能力可以处理好眼前的问题。特别是当自己感到紧张担忧的时候，要反复对自己说："我能行，我一定可以应付，我可以做得比别人都好。"在这种心理暗示下，焦虑情绪便会慢慢消失，当正常的思维表现出来，问题或许就迎刃而解了。

　　微笑是远离焦虑的良药：对于一些心理疾病，微笑是最好的理疗方式。在面对危机的时候，微笑能够让自己放松，同时将积极的情绪传递给周围的人。每微笑一下，焦虑的情绪就会降低一些。试想一下，愁也是过，乐也是过，为什么不选择一个让自己更加轻松愉快的方式生活呢？

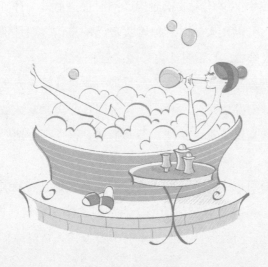

世界卫生组织曾宣称：不健康的生活方式是一切疾病的源头。

各行各业的职场白领们由于受城市的环境污染、较大的压力、复杂的人际关系等客观因素的影响，或多或少都会有一些健康问题。

不过要时刻记住的是，健康是掌握在自己手中的，一个对自己身体负责任的人才能保证拥有长久的战斗力，为自己赢得更多。

面对种种常见的白领职业病，不要心存侥幸，认为不可能那么凑巧偏偏自己就患上。身在职场，大家患病的几率就是相等的。因为白领们的日常生活就很容易为健康埋下一些隐患，当这些隐患开始肆虐的时候，身体便会随时面临被击垮的危险。

在工作中想要多获得就要多付出，其实对健康来说亦是如此。平时对自己的身体好一点，让它不轻易出问题，或者即便出了一些问题也可以很快痊愈，总好过当疾病大肆袭来时后悔莫及。

如果你的身体比较健康，请注意锻炼，对职业病积极预防；

如果你已经处于亚健康状态，那么更要注意，要培养一个相对健康的生活方式。

平时的生活中要注意为自己的身体和心灵减压，增强自我保养能力，远离职业病，让健康引领你的生活。

记住：事业和健康并非只能二选一，从现在开始，改变不良的生活方式，好好对待自己的身体，让健康始终伴随着你，你就是事业健康双丰收的职场健康达人！

图书在版编目（CIP）数据

健康就是财富：白领的健康保卫战 ／ 张帆主编. —
杭州 ：浙江大学出版社，2014.1
ISBN 978-7-308-12723-3

Ⅰ．①健… Ⅱ．①张… Ⅲ．①保健—基本知识 Ⅳ.
①R161

中国版本图书馆CIP数据核字(2014)第000193号

健康就是财富：白领的健康保卫战
张 帆 主编

责任编辑	张 鸽 黄兆宁	
插 图	稻草人	
封面设计	奇文云海	
出版发行	浙江大学出版社	
	（杭州市天目山路148号 邮政编码 310007）	
	（网址：http://www.zjupress.com）	
排 版	杭州林智广告有限公司	
印 刷	浙江印刷集团有限公司	
开 本	710mm×1000mm 1/16	
印 张	13	
字 数	185千	
版 印 次	2014年1月第1版 2014年1月第1次印刷	
书 号	ISBN 978-7-308-12723-3	
定 价	38.00元